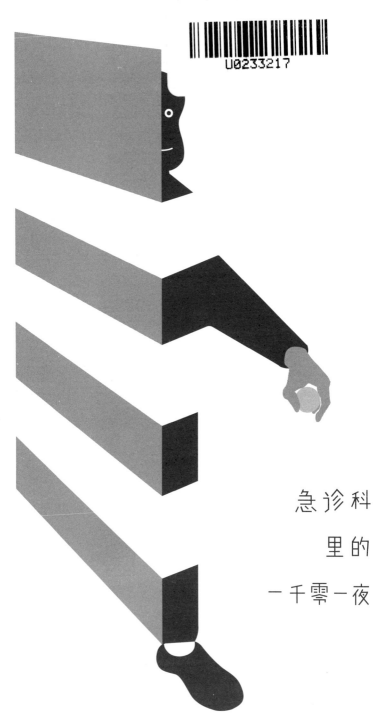

[法]巴普蒂斯特·博利厄
Baptiste Beaulieu

著

马向阳——译

浙江人民出版社

急诊科
里的
一千零一夜

«ALORS VOILA, LES 1001 VIES DES URGENCES »

by Baptiste Beaulieu

© Librairie Artheme Fayard, 2013

CURRENT TRANSLATION RIGHTS ARRANGED THROUGH

DIVAS INTERNATIONAL, PARIS

巴黎迪法国际版权代理

浙 江 省 版 权 局
著作权合同登记章
图字：11-2021-295 号

图书在版编目（CIP）数据

急诊科里的一千零一夜 / （法）巴普蒂斯特·博利厄（Baptiste Beaulieu）著；马向阳译 .— 杭州：浙江人民出版社，2022.7

ISBN 978-7-213-10604-0

Ⅰ.①急… Ⅱ.①巴…②马… Ⅲ.①急诊-病案 Ⅳ.① R459.7

中国版本图书馆 CIP 数据核字（2022）第 076610 号

JIZHENKE LI DE YIQIANLINGYI YE

急诊科里的一千零一夜

［法］巴普蒂斯特·博利厄 著

马向阳 译

出版发行	浙江人民出版社（杭州市体育场路 347 号 邮编 310006） 市场部电话：（0571）85061682 85176516
责任编辑	鲍夏挺
营销编辑	陈雯怡 陈芊如
责任校对	杨帆
责任印务	刘彭年
封面设计	廖韡
美术编辑	厉琳
内文版式	潮汐 | lobby
印 刷	浙江海虹彩色印务有限公司
开 本	850 毫米 ×1168 毫米 1/32
印 张	9.5
字 数	166 千字
版 次	2022 年 7 月第 1 版
印 次	2022 年 7 月第 1 次印刷
书 号	ISBN 978-7-213-10604-0
定 价	58.00 元

如发现印装质量问题，影响阅读，请与市场部联系调换。

目　录

敬告读者

　　书中描述的诊断和故事一切属实，类似的情况每天都在医院发生。我理所当然又随心所欲地改掉每个人的名字；也改了年纪，把男人变老、女人变年轻；再把性别也改了，书中怀孕生产的女人其实都是男的！

　　我还把自己干的蠢事，全都推给同事……虽然本书使用第一人称，但书中经历非我独享，分别来自许多朋友、助理护士以及病人，我成了他们的化身，表达他们的情感。本书提及的护士、助理护士、医生与实习医生都确有其人，我很幸运能和他们一起工作。

你在深夜离去，

摆脱了自己，

竟无意识与你相似。

……

失去遮掩，一无所有：

唯有躯体，你的原貌。

——佩索阿，《启发》[*]

天空轰隆作响，大地回应。

……

你往哪儿跑，吉尔伽美什，

众神创出人类之际，

为他们保留了死亡！

——无名氏，《吉尔伽美什史诗》

---

* Fernando Pessoa，葡萄牙作家。诗作名："Initiation"。（本书脚注皆为译者注。）

你邀了一群血型相同的人参加聚会,

但你没把这件事告诉他们,

他们就会谈点别的事。

——范达梅 *

---

* Jean-Claude Van Damme,比利时动作片明星。

献给 A.，我会将你延续下去。

献给我父母，严冬时陪在我身旁。

献给倒下去的人，以及把他们扶起来的人。

主要人物表

（按登场顺序排列）

法比安，助理护士，这人相信石头的魔力。

火鸟女士，七号病房病人，一直在等她的儿子托马从冰岛回来看她。

宝嘉康蒂酋长，主管，登山健将。

蕾雅（涂片），实习医生，急诊科，有着咖啡色皮肤，梦想去非洲从事人道救援。

碧姬，护士。

白雪，实习医生，负责六楼的临终照护。

安娜贝儿，实习医生，肠胃科，一身骨头，到哪儿都含着棒棒糖。

阿梅莉，实习医生，门诊部，从来不出错，人送外号"完人"。

小鸡，实习医生，外科，"我"的医学院同学，梦想背着一袋义肢走天下。

第一天

《沿着瞭望台》

鲍勃·迪伦[*]

七点，急诊科走廊。

我讨厌以企图自杀的病人开始一天的工作。

狄东太太吞了瓶子里的十四颗药丸，换了一瓶再吞九颗，第三瓶又吞八颗。

这些药让她昏了过去，两天后才醒来。她妹妹一边叫救护车，一边赏她巴掌。

初步的检查报告证实了我们的诊断：她会活下去。虽然肝脏乱七八糟，结果也不如她所愿，但她会活下去。

她在诊室盯着白墙掉眼泪。我不知道她在看什么，但她的目光粘在上面，就像全新的维克罗尼龙搭扣一样坚持。

我进到诊室。"我搞砸了。"她用这句话打招呼。

我说她成功了，毕竟她还活着。

---

[*] "All along the Watchtower"，出自鲍勃·迪伦于1967年发行的专辑 *John Wesley Harding*。

"您不懂。"

"没错，我不懂，但我可以跟您说个故事。"

带着前一夜狂欢后的疲累，我拉了把椅子坐下，双臂撑在床沿，像撑在酒馆的吧台上，而酒馆就叫"大无畏咖啡，供应最后机会的咖啡"。

我跟她说了**那个故事**，既**伟大**又**美丽**的故事，每当我在从医路上遇到想自杀的人，总要抬出这个故事。

"我那时跟一位全科医生实习。医生很可恶，名叫章鱼·吉诃德，您一定会讨厌他。来求诊的拉扎尔先生是身障人士，他的轮椅大到没办法从入口进来，只能走出口。他来做例行检查，我们替他把衣服脱掉。他左手臂的肉粘在胸腔上，两条小腿折成可怕的姿势，用皮带和大腿绑在一起。疤痕使他的身体成为变形的战场，到处都是三度烧伤的痕迹。看着他，我想到熔化的蜡烛，火舌什么都没放过，尤其是蜡烛头：他的脸是垮了的，右边脸颊就像滴下来的蜡油。不过残余的嘴唇仍有大大的微笑。他说起自己的计划、最近的旅行，以及新女友怀孕了，他俩的第一个孩子。想到要买油漆，他兴奋不已，买蓝色还是粉红色呢？他比较喜欢粉红色，但如果是小男孩，一样也是奇迹。

"我看着这个让火做了记号的男人。我看着他活下来，热情又快乐。我不懂。我一定漏掉了什么信息。他离开以后，章鱼医生对我说：

"'猜猜看，他是怎么把自己搞成**这样**的？'

"**这样**，即此人从健康的身体一变而为流淌的熔岩的非正式说法。

"'四年前，他把汽油洒在驾驶座，然后开车撞墙。他想死。'"

狄东太太仍然听着。

"我看到那个男人的时候，他很幸福。"

我没有继续说下去。我把手肘从吧台上收回来，没付钱，推开椅子起身，离开"大无畏咖啡——供应最后机会的咖啡"，抛下女服务生和她悲伤的大眼睛。

我没什么伟大的成就，但我有一堆故事。我常遇见坐轮椅或躺着的人，每个生命都在拷问我的人性。我也不自私，这些问题，我拿出来和其他病人分享。我把人的命运与这些问题编织在一起。

接近八点，电梯内。

我要到六楼，探视七号病房的女病人。

我拉一下自己皱巴巴的衣服。在这件白袍下，我穿着加拿大伐木工式的红色格纹衬衫。鼻子上架着黑框眼镜。我让金色的小胡子尽情生长，毫不犹豫地使用低沉嗓音说话。我看起来像某人的爸爸而不像某人的孩子，这样病人就会感到放心。

觉得自己接受着货真价实的医生治疗，病就已经好了一半。医护人员也有安慰剂的效果。我这人有点狡猾，也还有点怀疑自己的技术，所以把自己表现成"未来是大教授的年轻人"，并且把它当成安慰剂"喂"给我的病人。

这就是我用来掩饰自己年轻的招数：黑色塑料眼镜、老爷衬衫、本大叔嗓音，加上一撮稻草胡——有了那撮美丽的兽毛，我就像天外飞来的猫科动物。想象一只狮子，给它穿上红绿格纹外衣，绒毛腿上安个小屁股，放到走廊上跳踢踏舞。皮肤上还要加些微血管扩张的红斑点——其来有自，我妈那边是苏格兰人，我的皮肤撒不了谎。

而且，我的故事全是真的。

八点整，楼上，七号病房前。

助理护士走过来跟我说，她看得出女病人那种灰灰的脸色：

"那是死亡的颜色，而且快了。"

我跟她说她这说法是错的。

"你还太年轻。"她回了一句。

助理护士名叫法比安，会把石头放在病人的脖子旁边，砂金石用来对付皮肤问题，便秘就放巴西玛瑙。她很信这一套，偶尔也有病人相信。

法比安常常看我进出七号病房⋯⋯

昨天，她带了一颗黄玉给我："化解你的忧愁。"

"我觉得这部分还好。"

她知道我非常记挂这个病人，用力揉揉我的肩膀。她喜欢用这种方式为别人打气：

"现在还可以，但死神快来了，你就快见不到她了。"

法比安——Fabienne，这个名字来自 faba，拉丁文的意思是"蚕豆"，和她很搭。我们看到她，就跟吃国王饼时汤匙触到小瓷人 * 一样高兴。

我进到七号病房，法比安则去泰欧先生那一间替他按摩结肠。每天早晚各十五分钟，她用自己的空闲时间为他按摩结肠。她是最早上工、最晚下班的那个。没人要她这么做，是她自己要做的。

泰欧先生得了脊椎结核——背后搞鬼的家伙还给他添上多重抗药性葡萄球菌。他得**老老实实**躺上九个月，否则脊椎会像牙签一样**咔嚓**断掉，那样以后就再也不能使用他的两条腿了。

法比安依顺时针方向按摩他的腹部，像在按摩小宝宝

---

* 法国每年一月初的主显节（Epiphanie）有吃国王饼的习俗，以前会在饼里藏蚕豆，现在改成小瓷人。

似的，充满温柔与耐心。

卧床那么久几乎不可能正常排便，这种情况可以使用泻药，但泰欧先生竟然不必，多亏了法比安慷慨的按摩，他仍能自然出恭。

泰欧——Téodoro，这个名字来自希腊文，意思是"神的礼物"。有个这样的名字，难怪会碰到法比安，她是卧床病人的保护神带给泰欧的礼物。

他介绍她给家人认识时笑着说：

"她就是我提过的那一位。你们知道吗，我从来没有**这么**喜欢过**这么**会帮我扒粪的女人！"

法比安脸红了，她不习惯有人称赞她！不过，她确实值得被如此称赞。至少早上十五分钟，晚上十五分钟。

法比安四十岁，担任姑息治疗的助理护士已经很久很久了。我和朋友们吃饭时，要是有人批评公共服务，我都会把法比安的例子拿出来说一说，借此让大家知道为什么要缴税。

她像接了十万伏特的电，只看到大家好的一面。我在她身上看见含蓄但无可抑制的勇气。她正视生命、疾病与死亡，永远充满活力。当她在走廊上推着护理车时，后面会跟着《狮子王》的狐獴与疣猪，高声唱着"哈库呐玛塔塔——万事无虑"。

"我有没有跟你说过，我曾经照顾过一个百万富翁。"

有，但是我最喜欢听故事，尤其是这一个，所以我撒谎："从来没说过。"

"那个百万富翁叫艾米莉。"

艾米莉四十五年来一直住在医疗中心。从目前的社会体系来看她什么都不是，没有带来任何"财富"，没有制造任何有形资产，没有为国内生产总值的增长做出贡献。她出生时缺氧，然后活到四十五岁，过了"一无所有"的四十五年。

她口水流个不停，常常要换衣服。她听得懂几个字。把她放到电视机前，她不明白为什么"窗子"后面的人移动位置的速度那么快。

那时的法比安有个秘密：她已怀孕八周，但没有人知道。出于迷信，她要等到过了三个月的关卡再说。

有一天，艾米莉在洗澡时跌倒了。法比安说："我弯下腰把她扶起来，她抱着我的腰，耳朵贴在我身上，然后露出灿烂的笑容大声说：'安安！你肚子里有个小宝宝！'"

助理护士的结论：

"我不知道'财富'这两个字是什么意思。"

不过，她很确信自己照顾了一位百万富翁。

我把这个故事记在本子上，不想把它忘了。

将近九点，楼上。

七号病房，房间很小，病人单独躺在那儿。她的家人化简为一个儿子，不停地奔波于两班飞机之间，从这个机场到那个机场。

病床旁的小桌上有一台钟，听得见它的嘀嗒声。"我想知道时间。"她说。可是钟面对着窗户。

还有个红色相框，里面放了两张照片。一张是穿着白上衣的少年，另一张是病人在沙滩上牵着褐发小男孩，小男孩颈上戴着贝壳项链，他们身后有两座高塔。

小男孩与少年是同一人。

输液袋高高挂着，塑料蛇传送毒液，蛇身绕来绕去像要咬上自己的尾巴，最后朝她左臂的紫色静脉而去。

病房的墙是黄色的，不像急诊科的墙面，灰灰的好似涂了铅。这儿是柔和的金色。多好啊。

我一走进病房，她就开始发脾气：

"这几天积雪已经全化了！人生真可笑：这边的路开始通了，托马却被堵得动弹不得。"

"他在哪儿？"

"我不知道！总之在地球的某个角落、某架班机上。

最新消息是在雷克雅未克，等着去纽约。"

她把两个拳头握得死紧，指关节都发白了，两臂末端长着虬结的葡萄藤。

"他在冰岛的医院实习，那里最大的医院，妇产科。冰岛……亏他想得出来！我们这里的生产技术也很棒呀！"

她指了一下电视，把遥控器丢在床上：

"有座火山睡醒了，名字念都念不出来。喷出好多烟，飞机全瘫在地上，可笑。"

我看着她骂个不停。五十好几了，绿色眼睛非常明亮，鼻头微翘，嘴形坚定果断，宽得有如 16 ：9 的电视荧幕。没人猜得出她头发的颜色，因为已经全没了。掉光以前是红的，所以我叫她"火鸟女士"。她拒绝戴假发。

"飞机会停飞多久？"

"只要火山还继续喷就不能飞。"

她很害怕，毫不保留自己的恐惧。如果她儿子没办法来医院……如果她在看到他之前……

"火山爆发会拖很久吗？"她问。

我只是实习医生，不是火山学家阿胡·塔吉夫*。我正在为长跑进行准备：

---

* Haroun Tazieff，法国火山学家和地质学家，也是知名的火山喷发和熔岩流摄影师，著有多部关于火山的著作。

· 一号跑道：猛烈的火山；

· 二号跑道：朝着坐骑挥鞭的死神；

· 三号跑道：周旋在火山与死神之间的实习医生，带着他的灵感、听诊器与一堆故事。没有苏丹，也没有山鲁佐德*；只有死神、实习医生，以及等待儿子的病人。

这个方程式很容易解，且让我说个不停，说到飞机起飞，说到她儿子回来。病人会一直听我说下去，只要她还在听，她就还活着。

我的灵感会有这个能耐。

就让我们说吧。

在火山口凝固之前，在天上与地下禁止通行的道路重新启动之前。

就让我们说吧，说吧。

让我们用其他人的故事来延长她的生命。

那些倒下去的人，以及扶他们起来的人。

十点，四号诊室，楼下。

我到楼下去迎接哈法艾，他十五岁，睁着一对牛眼，嘴角淌着口水，拉丝的胆汁一直流到右边的鞋子上，脑袋

---

* Schéhérazade，阿拉伯故事集《一千零一夜》中说故事的女主角。

东摇西晃的。警察在街上发现了他，把他带到我们这儿来。哈法艾对全世界不爽，不过这个世界毫不在乎。就连他爸妈也一样："我们都在上班，随他爱喝不喝，早就受够了他做的那些蠢事。"

大家都听过这句禁止酒后开车的广告词："你看你，喝了酒后什么德性？"相信我，没有什么事会比喝到烂醉的少男少女更可笑，更令人感到可怜了：

"**你**，我喜欢，**你**！你人真好，**你**！不像凯文和 π 老师，教数学的……我喜——欢——你……"

"好，好……快吐，一会儿就舒服了……"

大家替他拍背希望他吐快一点。

到了这时，我们的宝嘉康蒂*酉长就该出场了。

为什么取这个绰号？因为她是北美印第安的苏族人，又狡猾得令人害怕。这位褐发女士个头娇小，身体结实，长得有棱有角。她是登山健将，终年带着攻顶晒出来的黝黑肤色。她热爱高山，那儿有死亡与必须面对的挑战。由于经常爬山，她的身体也呈现出岩石的硬度，手肘和膝盖有着钻石原石的轮廓。我们这位女主管勇于面对比自己强大的对手，深思熟虑又有智慧，绝不允许出现任何偶发状况，尤其是在病人生死攸关的时候。

---

* Pocahontas，动画电影《风中奇缘》有同名女主角，是生于十六世纪末的印第安人。

车祸、心肌梗死、中风、枪伤、刀伤，什么都难不倒她。宝嘉康蒂酋长虽然长得很迷你，但她直视死亡的态度仿佛在说："我念了十二年书，你个母狗少惹我。"

宝嘉康蒂决定采取预防措施，她知道少男少女今天会喝醉，明天就可能成为交通事故的主角。不过这问题不难解决，碰上像四号诊室这样萎靡不振又可怜的角色，她会和他们聊个两分钟：

"小弟，你手机在哪？"

"嗯……口……袋……呃！我好喜欢你，**你**！"

宝嘉康蒂拿出手机，拍下每个小细节，诸如不知所措的眼神、口水、拉丝的胆汁、摇晃的脑袋。然后再把手机放回小弟的口袋。

少男少女酒醒之后，就能从手机里获得很好的教训，受到的冲击要比任何长篇大论都来得强有力。

拿智能手机执行二级预防（编按：二级预防指在疾病的潜伏期为阻止或延缓疾病的发展而采取的措施）。

多亏了宝嘉康蒂，不少年轻人现在还活着，其中包括几个被死神盯上，等着他们下次从夜店出来的路上再算账的家伙。

我有个怪癖，我的每个主管都会被我问这个传统问题：

"您为什么选择医学院？"

这么问的目的是想知道，一个人是出于什么原因，又是怎么做，才成为医生的。

宝嘉康蒂用她充满智慧又深沉无比的绿色双眸看着我。

那是很久以前的事了，当时她还不是宝嘉康蒂酋长，只是脸上长着青春痘的少女，心中会出现的疑问，无非就是马丁对她新买的 T 恤有何想法，要不就是为她"一生的好友"在本子上画出许多粉红色的心。

日后的印第安酋长藏在洋娃娃的躯体内，正在抽她生平第一支烟。

突然，一辆私家轿车在她眼前撞上了卡车。一开始只有巨响，关键在后来。她并没有说后来，说那车里的女人，说她看到车里的女人。救护车过了很久才来，太久了。香烟掉在地上自己烧光了。

有时候，人会从某种情绪中萌发出一辈子的奋斗。在那个具体的时刻，没完没了的无力感彻底摧毁了少女的心。

十一点，和蕾雅——外号"涂片"——匆匆吃了午餐。

在急诊科，大家都是趁空当吃饭，谁知道病人何时会蜂拥而入。我这同事照例在她的咖啡里加了三块糖：

"我一边喝一边想着我的胰脏。总有一天，我只要用意志力就能控制胰岛素水平。"

"你的糖加得太多了吧！"

"喝快一点就不觉得。"

涂片有她自己独特的饮食考量，我就看到过她把比萨一片片叠在一起，三两下就把它们全都塞进嘴里。

"你在干吗？"

"减肥啊。如果把比萨像这样堆成金字塔，你的胃就不会知道吃了多少。"

她一心想着要在夏天把自己塞进泳衣里，可是我对结果并不乐观。

我跟她谈起七号病房的女士："法比安认为快结束了。"

我不喜欢"死"这个字。我们不会死，只会骑着彩虹小马去到云间，随着《露西在钻石天空中》*，腾跃奔驰。

各位不知道吗？如果我们表现良好，披头士就会来超度我们。

不然的话，像那些坏蛋，就会有人唱着《事与愿违》†等着他们。

我又说：

"她觉得很孤单！每天看书，看电视，但没人来看她，

_____

* "Lucy in the Sky with Diamonds"，披头士乐队的歌曲，收录在 1967 年发行的专辑《佩珀军士的孤独之心俱乐部乐队》（*Sgt. Pepper's Lonely Hearts Club Band*）。

† "Elles sont cuitas, les bananas"，法国电视主持人 Philippe Risoli 的歌曲。

长日漫漫。"

同事露出微笑对我说：

"前几天我们收了一个肠胃有问题的病人，水仙花先生，他可'忙得很'。

"有个年轻又漂亮的女人来到服务台：

"'您好，我来看水仙花。'

"'请问您是？'

"'他太太。'

"他太太带了一盒巧克力。

"一小时后，太太走了。服务台来了另一个女人，同样美艳动人：

"'您好，请问水仙花先生在几号病房？'

"'您是？'

"'他女友。'

"'女的，朋友？'

"'不，女——朋——友。'

"'啊……'

"猜猜看，女友带什么给他？好几盒巧克力。

"女友离开。

"又有个帅哥来服务台：

"'您好，我来看水仙花先生。我带了几盒巧克力送他！'

"秘书小姐心中打起问号:'您是他家人?'

"'我是他男友。'

"这么说来,他可不是因为操劳过度而住院呐!"

我害羞地说:"也许是巧克力吃多了不消化……"

涂片笑点很低。她和我在急诊科实习已三个月了。她的梦想是什么?去非洲从事人道救援,她无法忍受竟然会有儿童营养不良。但有个问题:涂片的行事作风古怪,她目前正在进行禁食疗法,要去照料饥民似乎不太恰当。

"这是德国人发明的,很有效。"

可是她并不厌恶好鱼好肉和好酒——为了肯定自我,偶尔还来杯餐前酒。她的冰箱里全是啤酒。我不知道那代表她喝得太多还是过少。

从她祖母失去记忆的那天开始,涂片每天早上都在镜子前,搜捕自己脸上的皱纹以及任何刚蹿出头的白发。

昨天她跟我说:

"我讨厌理性的人,一想到就烦。"

"为什么?"

"因为我嫉妒。"

她尤其怕自己还没活够就老了。

下午一点，楼下。

二号诊室：

涂片有个病人，铅块小姐，十四岁，腹痛。

她不是自己一个人来的，陪在身旁的还有她爸妈、五个兄弟、两个姐妹，外加一个叔叔、两个姑姑。幸好，生病的只有小姑娘本人。涂片把那群人请出去以后才开始问诊。

小姑娘有哪些症状呢？——肚子痛、想吐、胸部很敏感……各位想到什么？

来个小小的提示：有点像肠胃炎，状况持续九个月，结束的时候会听到"哇——哇"……

三十分钟后，生理检查证实了涂片的诊断。涂片忧心忡忡：小姑娘的一大家子人就等在旁边，怎样才能偷偷地把怀孕的消息告诉她？场面必定一片混乱。

涂片低声咕哝诊断结果，低调有如幽谷中的紫罗兰。

没想到小姑娘跳起来抱着她大声嚷嚷："我们等这个好消息很久了！"

她把一家子都叫过来，大家围在涂片的周围唱歌，一一上前拥抱她，向她道谢（谢什么呢？），大家念出她名牌上的名字，还说如果是女孩，一定给她取同样的名字。有人立刻跑去街角商店买蛋糕……生命的活力、洋溢的喜悦之情，围绕在这位未来的小妈妈身边。

看来是个好消息。

涂片说："连我也被冲昏了头，我从来没有为十四岁就怀孕的小女孩这么高兴过。"

我在四号诊室：

贝塔·尼格多，九十二岁，一头白发，一副假牙，皱纹多到让人还没数完就睡着了。

她也是肚子痛，被人发现时她没穿衣服，跪在床边寻找枕头底下的草莓与石榴。

贝塔除了迷迷糊糊的，还坐立难安。我只是向她伸出手，她就已经想逃了。我该怎么做才能让她安心呢？

我常常觉得谎言并不存在。就像在伊拉克，谎言绝对不会比大规模杀伤性武器来得多。

不过，为了顺应复杂的状况，多少还是会出现适当的真相。

我以精确的字眼向贝塔解释，为什么我必须进行直肠触诊。结果没什么说服力。

忽然，我灵机一动，决定撒个谎。

我看过她的病历，对她的家庭状况还蛮了解的。

"我还没自我介绍呢，我叫萨米埃尔。"

她刹那间神志清醒，张大双眼：

"和我孙子一样啊！"

猜猜看，我和贝塔聊了些什么？就聊她的孙子！

有三个话题能让奶奶们说起话来滔滔不绝：

1. 气象；

2. 孙子；

3. 食物。（"中午要不要来我家吃饭？我买了四斤牛排还有六斤马铃薯，这样够不够？""这么多！只有我一个人去啊！""没关系，剩下的让你打包带走，还可以当下午茶。"）

"那您知道吗，我奶奶也叫贝塔，和您一样。"

"真的吗？"

假的。但谁管它啊……我把她翻成侧躺，戴上手套，在手指上放一撮凡士林（注：我的食指上辈子一定是个大坏蛋，才会遇到现在这些倒霉事……）。

"萨米埃尔！多棒的名字啊！她一定很以您为荣。"我们开始聊天，大小事，什么都聊，当然也聊到天气，还有她怎么为孙子下厨，制作"炸薯条"。

于是，在这天下午刚开始的时候，发生了两件事：

1. 贝塔放轻松了；

2. 我为她做了检查，而且不会让她留下太糟糕的回忆。要有，也是遇到某个年轻人，让她稍微想到自己的孙子。

我的食指很快就发现，为什么九十二岁的贝塔脑袋不太清楚了。腹部 X 光检查也证实了我的发现。

以下乃吾辈必得一而再、再而三深思自省的医疗要点：连续十一天没上厕所，有害身体健康。就像扭紧了排水口的下水道，没有排泄就等于浸渍，还会渗漏，瘴气穿过结肠细薄的黏膜，上升再上升，直达头部，毫不夸张。

也就是说，贝塔肚子痛的同时又出现认知障碍，全是因为她便秘，而贝塔的便秘是长期酗酒的结果。

现在是冬末时分，然而急诊科的温度调节器竟然显示有 69℃，肯定是医院里最热的一区。当然，温度调节器早就坏了，因为以前有个小孩怎么样都不让医生检查，飞踢一脚把调节器踢坏了。现在那小孩都已长到十七岁了，但十年来急诊科一直都是 69℃。

我和涂片一整个下午都在执行下列疗程："灌肠—腹部按摩—手指排便"。

贝塔仍然侧躺，但人已全茫了。神游太虚境啊，贝塔。

"灌肠—腹部按摩—手指排便。"

涂片一次，我一次。我们疏通了两点五公斤的大便。

相当于早产儿的体重。

随着两个医学生替她把肠道清空，老太太的头脑也慢慢清楚起来。遇到贝塔之前，我不太认为人类具有伟大、善良、美好与公正的优点。人类说自己雕刻出《大卫》、写出了《不幸的人》*，所以是雕刻家、作家。人类自吹自擂，自抬身价，但说穿了不过是条管子，上面塞进去，下面清出来。

"灌肠—腹部按摩—手指排便。"

涂片一次，我一次。

贝塔九十二岁，同事和我，我们二十七岁。

我们以温柔细腻的指法为老祖宗服务。我们从她肚子里清出来的不是大便，而是谦卑的曲线，谆谆教诲我们：

"别忘了你只是条管子。"

然而……我很惊讶自己确信了一件事：在学习的过程中，没有什么能比我们在这天下午所做的事更**美好**的了。

你们会想：这家伙在胡扯什么啊？帮九十二岁的老奶奶清结肠有什么好美的？

你们永远不会看到两条年轻的管子，尽心尽力照料一条年老的管子，就像我们今天照料贝塔这样。

肯定有什么伟大、美好与善良的事，存在于这三条互相帮助的管子之间，在这个渺小医院加热过度的急诊科中，在这个小小星球的某个不知名的角落，而星球本身也被弃置于无穷无尽的空无里。

---

* "El Desdichado"，法国作家内瓦尔的诗作。

接近下午五点，我的脑袋。

在医院里担任实习医生到底代表什么？代表打破多年的忌讳。粪便、尿液、性，失去了最根本的禁忌。没有人事先要我们做好心理准备，告诉我们接触此地的兄弟姐妹，最实在的真相是碰触身体——裸体，毫无掩饰，呈现出老态与病态的身体。

实习医生都很年轻，有男有女，来到医院。

在医院，他／她什么都看见了。

男人看见女人的性器官；女人看见男人的性器官。

然后呢？

他们把管子或手指放进去。

我一边帮贝塔处理粪便，一边想起昨天和宝嘉康蒂酋长的对话。当她还是医学生的时候，曾经为一名八十四岁的女病人进行直肠触诊。

不能叫她诺瓦，因为当时在法国另外有个很有名、做酸奶的诺瓦 *，姑且叫她葛罗丽娅吧。

说到葛罗丽娅，她有着一头白色长发，打扮入时，非常高贵。

而且，她还非常别扭⋯⋯

---

* 指法国酸奶与甜点品牌 Mamie Nova。

如此别扭，她甚至在接受检查的时候觉得丢脸而哭了出来，因为想到某个跟她孙女同样年纪的陌生女人，正把一根手指伸进她的屁股。

这故事让我有点不安：老太太因为感到羞耻而掉眼泪……

多亏了贝塔，她让我知道，今后如果我必须碰触病人身体最私密的部位，首先得让病人感到自在。

面对那些最最别扭的病人，我们必须直视对方的目光，说出几项基本的事实：

"其实我们不想侵犯您身体的这个部位，实在是万不得已，因为要检查出血的情况，或是某个缝隙、某个肿瘤，前列腺是否感染等。生命中没有无谓的举动，对直肠触诊来说尤其如此。"

注意！**猛料**：为各位进行直肠触诊的医生也有肛门！而且他每天也会上厕所。当然，这件事各位以前并不知道！因为我们从来没有看过豪斯医生上大号，或是实习医生格蕾对白马医生娇呼："亲爱的，等我一下，我先去脱一块蛋糕再来。"

"肛门并不脏。哦，对不起，其实很脏，充满细菌，可它毕竟属于人体的一部分。而人呢，终究是伟大的、美丽的。人，为西斯廷教堂作画，为蒙娜丽莎摆上微笑，用爱建造了泰姬陵。人，写出《理想国》，谱出了《第九号交响曲》，还合成了青霉素以及狂犬病疫苗。"

我乐于相信，如果宝嘉康蒂酋长年轻的时候，曾经把这些话说给葛罗丽娅听，也许她就不会在接受检查的时候哭出来。搞不好她还会挺起人类美好的胸膛，郑重宣布：

"来吧，我是光荣无比的葛罗丽娅，我不觉得羞耻，我的肛门画出了蒙娜丽莎！"

下午五点，楼下，五号诊室。

我听见护士大声叫着我的名字。那是碧姬，这名字在凯尔特语中代表"力量"。名字与用字，是很重要的。她的名字和她这个人就非常搭。

她介绍身旁一位看起来很和气的少妇：

"这是来迟太太，她的问题是乳房疼痛。"

我还年轻，充满热情，也有点蠢：

"有没有自己检查乳房？"

"没有。"

"为什么？"

"我怕会发现什么东西。"

这就是了：来迟太太不愿意找，所以找不到。当我们把胸部 X 光片放上读片机，立刻就发现来迟太太实在来得太迟了。到处都是异常的淋巴结，绝对不是心绞痛……

我很苦恼……**这么多**！我告诉自己：如果你能经由贝塔化解了直肠触诊的戏剧性场面，乳房触诊不过是小菜一碟啦！

结果，这件事比预料的还要难处理。现在，让我们按部就班跟着做：

· 如何自我检查胸部？

手指放在胸骨上，以顺时针方向，触摸乳房的每个区域。先检查右边，再来左边。

· 我要怎么知道出现了异常的现象？

如果摸到又硬又圆的东西，尤其，尤其，**尤其**当你急忙去妇科看医生，而医生也告诉你不对劲的时候。他可是特别学过的。

· 为什么要自我触摸胸部？

1. 因为女人裸体淋浴时为自己擦肥皂，摸摸自己的胸部，是件**好事**，感觉**很好**，又美。要对付忧郁的氛围，这是最好的医疗处方，而且还很**性感**。

2. 因为只要你不想某天醒来，乳房上多了用红笔写上"癌症"的便利贴，那么自我检查乳房就是女性最简单／经济／迅速／有效的方法，以免拖到不可收拾的地步。

3. 因为成千上万的男人拼死都想为你做这件事。

4. 重申那位女性患者说的话："我怕会发现什么东西。"

就像小孩因为害怕有怪物，所以躲在被子里，但要是怪物早就出现在房间里，那么躲在被子下也不能保护他。所以，姐妹们，丢掉被子，站在床上，朝着怪物的下裆踢过去！每一次自我检查，就相当于有效的一击。

来迟太太再三表示，她想知道片子上看出了什么问题。

"纵隔淋巴结肿大以及双侧肺部结节，类似淋巴结异常。必须做进一步检查，以确定到底是什么。"

"严重吗？"

"也许吧……"

她的目光成了坟墓上的窗，里面没有任何疑虑。她明白了。那眼神，透露出女人正在面对自己的末日。她快死了。

请各位摸摸自己的胸部吧。我们不喜欢看见女人四十五岁就死了。

我再举个例子：六楼，七号病房的那位女病人，被告知病情的那天我也在场。在还没有变得面色铁灰、眼窝深陷，一副重病缠身的样子之前，这位女士曾经非常出色！大红唇，风情万种。那天我们是在妇科办公室，医生告知了她所罹患的病。在她的微笑后面是紧咬着的腮帮子、紧握着的手提袋，紧紧抓着还能抓住、还不想放手的东西。

我们向她说明了一些疗法与必须处理的事项。她全盘接受，没有一句怨言，优雅又有尊严："我会对抗它的，比这更糟的事我都碰过了。"她表现得很有说服力，就连我也相信了她。

"我儿子托马是医学院的学生，在念四年级。他是他们那一级的优等生。"

这可救不了她，但如果想一想能对她有帮助的话……

主治医生开始清点庆祝活动的库存，她始终挂着微笑；最后他把处方单递给她，众所皆知的**那一张**。

"这是什么？"

医生一脸的理所当然：

"假发的处方单。放心吧，他们的东西做得很好。"

假发，这两个字丢出来了。

她松开了腮帮子与手提袋，她的面具破了，眼泪第一次流出来。她还年轻，但她哭得很低调，像老人家那样，一点一点地哭。

我抬起头看她，红色的秀发盘成严谨的发髻，几年来一直是同样的发髻，一根白丝也没有。

现在，每当火鸟女士套上病人服时，我就像是看见人骨船桅上升起一张大帆。船有什么特别的含义吗？有的，在我看来它们是用来离开的。

晚上六点，楼下，三号诊室。

刚来了一位年轻病人，初学修女玛丽，我到诊室和她打招呼。玛丽不是正常说话，而是低声细语。感觉得出她坚信上帝无所不在，并且时刻竖着他的耳朵。显然她有点怕**他**会听到些什么。是的，就算在这家小医院的三号诊室，上帝也必然存在。

她的话说得很慢，舌头打结……听得我都想睡了。

"我持续……祈祷……然后……我……感觉到……一股……然后……**砰**！"

我从来没听过有人把"砰"说得这么不认真。她把**砰**说得像是听告解的神父，羞愧万分地说出："那个气死我老祖宗的混球。"

我说："嗯，**砰**？然后呢？"

"我突然觉得便秘。"

"什么？"

"我的胸腔开始颤抖，肠道阻塞。**砰**……"

"急性便秘？"

"没错，就是它，急性便秘。砰！就像上帝来到我的面前。"

"通过肠道吗？"

"对，还通过全身刺痒的感觉。"

最后她又咕哝了一句，证实了我的预感：

"上帝无所不在。"

这天夜里，我们的主不到以色列和巴勒斯坦去算账，反而跑来折磨初学修女的结肠。主的道路真令人费解。

面对神的启示，我一直感到很无力：我是不是要违逆**大老板**的意旨，援救这位年轻的女士，使她脱离急性便秘这般可怕的惩罚呢？为难啊。我们这种小小的实习医生，恐怕没办法解除上帝的作为。出于极度的懦弱，我找来了精神科的专科护士，万一有什么问题，请她直接找上帝处理。她那科室有两位仁兄据说是拿撒勒的耶稣。

我打开三号诊室的门，出去，关上三号的门，走向六号诊室，推开门，进去，关上门。急诊科偶尔会散发出闹剧的气氛，就差在诊室里安上壁橱，把情人藏在壁橱里。到了某些日子，闹剧就会被古典悲剧所取代。医院就是剧院，我们在那儿唱出自己，唱出令我们下定决心、感动我们的事。不论是好是坏，这个地方就是炼丹炉，缓慢炼出来的是生命中染了病的人性。

我在里面漫步，把我看到的唱出来：在熔炉里有受苦、欢笑、转变的人。也有其他人俯身面对这一切，他们兀自奋斗，不无困难。

这里有爱、有怒、有欢笑、有恐惧，也有期望。人生百态在其中上演，诉说的故事就是：生命。

唱吧，缪斯，唱出众人的历史，有躺着的人也有站着的人！唱出奖杯太太的历史，六十七岁，六号诊室，来到急诊科是因为发炎的位置有点敏感⋯⋯

"您上一次的性行为是多久以前？"

她笑了，我脸红了。我肯定漏掉了什么信息，但那是什么呢？

"每天晚上算下来快要四十年了。"

我看起来实在不像懂了的样子，所以她又继续解释：

"我上一个客人下午两点才离开。"

我少不更事，所以又问了很蠢的问题：

"您有点算是性工作者吗？"

说得好像有人可以"有点算是"肉店兼熟食店老板，或者"有点算是"暖气工似的。

"啊不，不是'有点算是'，我就是性工作者。"

她就这样说出来真是太了不起了，一点粗俗的气息都没有，堪称女人才有的神秘能力。就算是范妮·阿尔当＊加上烟嘴与口红，也不会比她更优雅。她说出"性工作者"，就像在唱《圣母颂》，或是用意大利语朗诵《明日拂晓》†。

＊　Fanny Ardant，法国女演员，也是名导演特吕弗最后的亲密爱人。

†　"Demain dès l'aube"，法国大文豪雨果的诗作。

这下子我羞红了脸，她却得意扬扬：

"都是因为年纪的关系，大家才想不到。话说我朋友克劳蒂雅的年纪比我还大呢。"

此时，此地，我想把她拥在怀中，但受限于我们所处的世界，这种举动大概会很奇怪而且暧昧。我为她开了处方，还就如何避免性病，慷慨地给了不少建议。

我，二十七岁，给六十七岁的女性上有关性病的课；她所知道的细节，要比性病研讨会里迷迷糊糊的医生们还来得多吧。况且她还是仪态万千的皇后，要不就像范妮·阿尔当，胭脂红的唇膏，手上拿着烟嘴。

千真万确，几乎和她一样。

接近晚上七点，二号诊室。

福尔摩斯先生来到急诊科，因为他**那个**的时候手肘很痛。

那个：举起右手臂，用力朝着各个方向挥动。

"您要是不**那个**的话就不痛吗？"

"不痛。"

"既然如此为什么还要**那个**呢？"

"我知道我用力挥就会痛，可我就是想试一试。"

好个让人无法反驳的逻辑：他猛摇他的手臂，就跟有人老爱伸舌头去舔嘴角的疮一样。

"为什么不去看之前的家庭医生？"

"如果不严重的话，我不想打扰他。"

是哦，夏洛克，因为是我，所以你就可以在我眼前乱挥一气，毫无歉疚地浪费我的生命。

又是个无可反驳的逻辑。我一脸遗憾，直直地盯着他：

"我可以很肯定地说，您一点问题也没有！"

他松了一口气：

"您看吧！幸好我没去找家庭医生，要不然就白白打扰他了。"我真希望成为这位福尔摩斯的莫里亚蒂！眼前出现瀑布*的景象。

外加一词：暴力。

我有一肚子话想对他说，但是我累了。"再见"两字足矣。

晚上七点，楼下，四号诊室。

干这一行，我们的情绪像不断在搭电梯，上上下下每天四万次。很累人。我进到四号诊室时，带着如杀人犯般粗暴的念头，想要进行献祭的仪式，却遇上两个可爱的人物，难分难舍的哈玛爷爷和西塔奶奶。

---

* 福尔摩斯与宿敌莫里亚蒂教授在决斗时，双双坠入赖兴巴赫瀑布。

他在穿拖鞋时摔了一跤。碧姬把他们带给我，跟他们说：

"这是实习医生，他会好好照顾你们，可是你们要说故事给他听当作回报哟。你们的故事很美，他最喜欢听美好的故事。"

奶奶说："是这样的，他要穿拖鞋，但鞋子太大，所以他滑了一跤！"

"不是啦！"碧姬大喊一声，"不是这件事，是另一段，以前那个，你们相遇的故事啊！"

"啊！我们第一次见面是在圣诞节，那时我二十三岁。我们再一次见面是新年晚会。他向我求婚，我答应了。我们可没有喝醉，不过我们一直跳舞，一直跳舞。这是六十四年前的事了。"

她看着他，仿佛他只有二十来岁，正打算再度邀她跳舞。

我笑了，说："您后悔了吗？"

一抹微笑："现在说这个已经太迟了……"

她又说：

"我们结婚的时候还有人说闲话，说什么他娶我是因为我怀孕了。才不呢，结婚两年后我才生孩子的，我可以跟你发誓！"

说得像是我要责备她似的，我不过才二十七岁，过着放纵的日子。

在我问诊的时候，爷爷十分平静，不会东看西看，也不说话。

"他给了我一个俊俏儿子，对，大帅哥。四十三岁的时候死了……人生无常……他那时正在睡觉，突然一切就没了，脑袋里有什么东西爆了。幸好我还有个孙女……"

她说了很久，他安静了很久，我则听了很久。

"……我很高兴，因为我们约了下星期去看神经科。他们会帮他做点治疗。"

她指了指爷爷，然后小声地说：

"他有**那个**，阿尔茨海默病……神经科医生能够帮我把他叫醒，我的老舞伴，嗯？"

她亲亲他，我替他把头上的伤口缝起来。

我看到病历上写着：

"老年痴呆早期。"

白纸黑字。

关于"**那个**阿尔茨海默病"，目前没有任何有效的治疗方法。

"神经科医生能够帮我把他叫醒，嗯？"

我看着自己脚上的意大利舞鞋。

我默默想着。

没有办法的，老太太。

他会一直保持沉默，而您会一直说下去，一直期待您年迈的骑士醒过来。

持续不断。

她请教我的意见。

我没有回答。

不过我向庇佑"老爱侣"的保护神祈祷：奶奶，希望有一天他会醒来，能再一次带着您跳舞。

有一天他会的。

跳上很久很久。

接近晚上八点，电梯内。

火鸟女士和我，我们的第二次碰面是她刚开始接受治疗的时候。

这段记忆清晰得就像是昨天才发生：在走廊上，她抬起眼睛看着我，我则低头看着她。心中一亮，此事绝非偶然。她具有某种我一直在寻找的气息，而我的长相则让她想起了某个人。如果人一出生，在他必须迈步的位置上，就能出现白色的印记，我们的生命会不会更自在些？这些印记自接受哺育的时候展开，不停地在地球上移动，世界的平面上画出了我们所有的旅程、所有未来的道路，直到生命完结的终点。我也不知道日子会不会过得更容易，只不过火鸟女士与我的白色小印记，从医生为她打开诊室大门的那一刻起就纠缠不清了。

刚开始是极轻微的恍神，随后转变成话语。大量的话语。我有好多事要说，她全都想听。

晚上八点，七号病房。

"……然后她骄傲地挺起胸膛对我说：'来吧，胖胖，我的肛门画出了蒙娜丽莎！'"

火鸟女士一阵大笑，我立刻又说了另一件很好笑的事，不让她的颧骨有片刻的休息。当她笑的时候，我似乎在她头上看见生命的红利，它们是红色的心形容器，里面装满了血液。

她坐直身体，要我仔细听她说个笑话：

"有个人来到上帝的面前，问他：'上帝啊，对你而言，什么是永恒？''噗！对我而言，永恒勉强算是一分钟。''上帝啊，对你而言，什么是十亿欧元？''噗！对我而言，只能算是一欧元。''那么上帝啊，可不可以赏我一欧元？'上帝说：'等个一分钟吧。'"

我问她，而且衷心希望她不要回避我的问题：

"您相信上帝吗？"

"不相信，上帝根本不存在，因为托马不在我身边。"

火鸟女士有道理，对一位母亲来说，这个论点不容置疑。

"还不如谈谈白雪！"

"六楼的实习医生？负责您的那一位？"

"对。她来来去去处理这些治疗事项，对我的情况清楚得很，我对她却一无所知。"

我不假思索地说：

"我最欣赏白雪的地方就是她的矛盾。她说自己很温和，但有一次，有个男的跟她说：'看你走路的样子，就知道你在床上很厉害。'那家伙当场吃了她一巴掌。

"清脆响亮的一巴掌。她很优雅，也很爱吹毛求疵，属于霸气的妖姬；就算是大名鼎鼎的脱衣舞娘蒂塔·万提斯*，和她一比，也可以把衣服穿上了。"

"你是什么时候爱上她的？"

我立刻呼吸不太顺畅：

"您在说什么啊！我和白雪？不可能啦！"

她笑了笑，一脸肯定的表情。

"我年轻的时候想和几百万个不同的男孩子做爱。后来认识了托马的爸爸，就只想和他一个人做爱，但是要做几百万次。有些人会很快让你明白，两个人在一起不只是交换体液这么简单。"

---

* Dita Von Teese，活跃于影视剧和时尚界的美国脱衣舞娘，以卖弄复古优雅的性感，表演"香槟浴"而闻名。

"我和白雪，只有几次而已，不会再发生了。我们两个太不一样了，她就像……白雪……这事……反正没什么。"

"只有这样吗？"

我耸耸肩，点了一下头。白雪是六楼的救难骑士，据她自己说，"没发生什么特别的事"。她的实习项目是姑息治疗……这可是很重要的。她负责照护临终的病人——我本来想写癌症患者，但是我改变主意，因为临终的原因有上千种。不过无论如何，至少要把日子过好，尽情享受人生。她的第一个刻骨铭心的爱人，在教堂的祭台前面甩了她，因此她得出以下感想：爱是苦涩的，而且带着冷却的蜡烛味。她的左眼表现出自负，右眼表现出轻蔑。

"其实她喜欢人，看见路上有猫被撞死会哭。不过这是她的秘密，别人不需要知道。我问过她为什么会当医生，她说她曾对临终的奶奶表达过自己想当医生、想要治疗病人的愿望，不过爸爸希望她读商科。

"她很爱她奶奶，但奶奶死了。这种事常有。

"出殡的那一天，大家念了老太太死前口述的信，她在信中写下了白雪的未来：'白雪以后要读医学院，不学别的东西。等她成了医生，我在上面也会为她感到骄傲。'

"她爸爸再也没提要她考商学院的事。后来她宣读医生誓词的时候，脑袋里一直想着她奶奶。"

女病人把我从胡思乱想中拉回来："其他的实习医生呢？"

"还有四个：涂片、阿梅莉、小鸡和安娜贝儿。涂片和我在急诊科。安娜贝儿在肠胃科，不过这星期她在急诊科值夜班。阿梅莉在门诊部，医院的普通内科，大家都叫她'完人'，因为她从来不出错，以后会跟宝嘉康蒂酋长一样有能力。小鸡是外科的实习医生。不过明天再聊吧，现在很晚了。"

"我觉得你不应该再对我说'您'了。医生告诉我病情的那一天你也在场，所以你应该具有某些特权。"

"像是说'你'？"

"某个人对另外一个人说他的末日近了，还有什么事会比这个更私密呢。你当时也在场，看到了我的眼神。我哭了。你看到我赤裸裸的人性。所以请你对我说'你'。"

"遵命，女士。"

她笑了。

"你跟父母说话也用'你'，不是吗？"

"是。"

"但是你尊敬他们？"

"对。"

"所以你跟我说'你'，但还是要尊敬我。"

"遵命，女士。"

将近晚上九点，楼上。

已经不早了，法比安现在才把女病人的晚餐托盘拿走。她什么也没吃，只喝了一点水。

"有个问题几年来让我百思不得其解，"女病人问我，"为什么急诊科要让人等那么久？有什么隐情吗？还是候诊室有神秘的百慕大三角，能使一分钟膨胀成一小时？"

她边说边笑。我想着晚上那个病人，和他用力朝各个方向挥动就会痛的手肘。像这样的病例，在我白袍的口袋里一抓一大把。

·阿刚，二十八岁。凌晨三点，他决定来挂急诊，心情有如撒尿那样迫切："我的脸色暗沉已经三个月了，这星期完全是灰的。我就想'你小子，别再拖了！'，拜托，帮我用核磁共振做个扫描，排除癌症或癌细胞转移，或是其他什么更严重的东西。"

（要知道：比癌细胞转移更严重的大概也没多少了，而且，绝对不会在凌晨三点"用核磁共振做个扫描"……）

我则轻松以对："癌症？哪个部位？肤色癌吗？"

忧心忡忡的阿刚，说了下面这个让人难忘的句子，让所有三十几岁的人听了都会冒火（奉劝各位别太跟他计较）：

"看看我，一定有哪里不对劲！我才二十八啊，可是大家都说我三十一！"

我想他在说笑吧，因为二十八和三十一，实在没什么太大的不同，于是我又加了一点："既然要这么说，干脆就三十二吧。"

然后阿刚摸着自己的脸，惊恐万分：

"什么！我看起来三十二？！？！？"

女病人笑得好大声。

"您想知道为什么大家得在急诊科等那么久？因为候诊室里塞满了阿刚。想不想知道急诊科医生的另一个秘密？那就是我们的工作内容也包括安抚阿刚。"

晚上九点，楼上，离开前。

"您在听吗？"

"用'您'称呼我就不听。"

我的脸抽了一下，这事我办不到。火鸟女士做了个不要紧的表情：

"顺其自然吧。"

"前几天急诊科来了位老太太，翁莉塔，九十三岁。年纪很大而且痴呆了，什么都搞不清楚，所有的事都混在一起。她坐在急诊科的走廊上，等着楼上某个正在清出来的床位。医院就是这样，不停地玩着大风吹的游戏。翁莉塔对我一见钟情，每次我经过她面前，都有幸获得她一句洪亮的'下流！'，真是莫大的特权。其他实习医生经过，她吭也不吭一声。只有我能独享'下——流！下——流！'，好个让人棘手的关注！听到第十次的时候，我转身面向同事，摆出一副加拿大驯鹿在冬夜里面对吉普车车灯的表情：'她怎么知道我昨天晚上干了什么？'大家哈哈大笑。我又说：'不可能，她才不会知道呢，要不然她会说得更难听。'就在此时，千真万确，从走廊上传来了新词：'臭母狗'。我跟同事说：'好吧，我想她猜到了。'"

女病人微微一笑，一抹红晕染上她向来苍白的脸颊。

"我最喜欢那些爱慕我的老太太了……"

我起身把椅子放回角落。

"跟我发誓你一定要开开心心的，"她直接对我这么说，"你发誓！"

我发誓。我们不会拒绝临终患者的要求。

晚上九点，通往宿舍的坡道上。

天色暗下来已经很久了，真是冷到骨子里。我把大衣拉得更紧些，这件皮衣是我在罗马的旧衣店买的。狮子没了皮毛就什么也不是了。我这身兽皮感觉像是奈迈阿那只

怪兽的防护罩 *。我是只出奇怕冷的猫科动物。

我转身望着医院，有些窗户后面的灯光熄了，有些还亮着。这栋大楼的结构颇为特殊，看起来像棵巨大的白蜡树，水泥质地，形状有点像人体。建筑师在画下第一道线的时候就已经全规划好了：

·二楼：整形外科与功能康复科。构造十分结实，稳稳地立在基础上。

·三楼：消化外科与肠胃科。里面是**庞大**的胃，吃得饱饱的。

·四楼：心脏科与胸腔科。心脏在跳，双肺鼓起，一切充氧中。

·五楼：神经科与老年病科。思维在此出现，在此瓦解。五楼？迟早有一天，对城市的所有回忆会住到这儿来。

要完成整个惊人的骨架，还有：

·妇产科与急诊科，位于地下室的树根部位。在那儿，我们无时无刻不在维持某个火苗的燃烧，那些为了**生命**而奋斗的火苗。

·上面，在最高的枝丫上，六楼与顶楼，是肿瘤科与姑息治疗。树液到不了的地方，干掉的叶子被抛向阴暗的空中。战斗结束了。

---

* Monstre de Némée，希腊神话里住在奈迈阿的狮子，有着一身刀枪不入的皮毛。

在我看来，这条垂直线颇有道理。位于地底下的在不断挣扎与搏斗。往上走会获得安抚，最后沉默不语，火苗就此熄灭。

有喧闹也有暴怒。紧握双拳。战斗。

也有全然的放弃与和平。双臂展平。

还有我。

在楼下。

还有七号病房的女病人。

在楼上。

第二天

《回到你身边》

Revolver 乐团 *

接近八点，往医院大楼的路上。

我戴上耳机，再来一首尼尔·杨的歌，新的摇摆。《淘金热已去》是全世界最美的歌——可是，听了那么多的歌，我实在很难做决定……

今天早上，有个冻僵的实习医生在抵达医院时，在大楼前面跳起踢踏舞。

（谨记：如果我要在大门前月球漫步，一定要先确认旁边有没有人，不然保洁员再看到我的时候，表情可能会跟以前不一样……）

八点，医院的接待处。

---

* "Back to You"，出自 Revolver 乐团于 2009 年发行的专辑 *Music for a While*。

如果时钟很准，那么我已经迟到了，得快快穿上超级英雄的白袍。

当宝蓝色被超人捷足先登，蝙蝠侠的黑色派不上用场，医生只好去跟病人说"我会把你治好"，但穿得像死神……

到急诊科的男更衣室之前，要先经过女更衣室。那儿除了汗味、廉价的麝香止汗剂和冷冷的臭鞋味之外，还有残存的椰子油和口红的气味。世界上的人永远分成两种：洗澡的和喷香水的……

六楼的味道一直留在我的白袍上，就算我洗上一百次，还是会留着我不断来去的痕迹。

楼上的火鸟女士毫不退让，一点也没有松口的意愿：

"我不用吗啡，我会神志清醒地坚持到最后一刻。"

照护团队和我每天都来和她讲道理，因为她在受苦，而我们希望为她减轻痛苦。这是我们的想法。

不过，她用宽容的态度看着我们，她知道真相是什么：整个医护团队都希望她能接受建议，好让我们自己心安，因为死亡是痛苦又可怕的。我们每天徒劳无功地围着她转，她依然故我地每天让人害怕。每个助理护士进到病房总要老调重弹：

"还是不用止痛药吗？确定？"

或是：

"我们不能让您这样继续下去！"

昨天，火鸟女士忍不住了，提高了说话音调，一副给儿子说教的表情，拍拍我的脸颊：

"你们全都在瞎操心，我的状况并不代表我要死了，我只是到了生命的终点。"

是啊，那不叫死，那叫生命的终点。简单明了。在她看来，两者之间差距有十万八千里。她泰然自若地待在自己的痛苦中，面对自己生命的终点。有些字的意思，我们是否永远都想得不够透彻？像被香烟烫到似的刺痛，但是有道理。

接近九点，楼下，有个担架引起一阵骚动。

修剪林木，电锯很好用。而在急诊科，我们很快就发现，拿电锯锯人的四肢也是毫不费力就能办到。亚哈先生一大早起床，想要修剪他的杉树。他要是立刻再躺回床上就好了，因为杉树赢了，他输掉了半条左手臂，手肘以下都没了。独自进行的娱乐有时不太保险，除非你已经买了很好的保险，或者你是右撇子……

我们见多了园艺活动变成流血事件，立刻围着他忙碌起来，动作准确而机械化，没什么感情。一切照章行事就对了。

我在匆忙中听到几段对话，打算待会儿说给七号病房的女病人听：

　　"没手就别想吃巧克力。"

　　"你想他们会帮他重新接好吗？"

　　"接什么？"

　　"手臂啊！"

　　"在哪儿？"

　　"那儿有个塑料袋，就在里面。"

　　"噢，你看！手上还戴着卡西欧手表。还在走哩……"

　　"因为是德国牌子！"

　　"卡西欧？才不是德国，是西班牙，尾音有个'欧'。"

（编按：卡西欧是日本品牌。）

　　"切歪了，没办法把它重新接上去，要不然会比另一只短……"

　　"嘿！你知道霸王龙为什么老是在生气？"

　　"不知道。"

　　"因为它的手臂太短没办法自慰。"

　　"亚哈先生，您是右撇子吗？"

　　"谢天谢地！"

更正：虽然亚哈先生的保险烂透了，但幸好他不用放弃其他可单独进行的娱乐。

候诊室有个病人，啃着巧克力棒：

"这位先生，您来医院是……?"

"大拇指脱臼。"

这时，亚哈先生的担架从他面前经过，带着血淋淋的残肢。

"不过我的拇指可以等。"他说。然后脸色一阵惨白地把巧克力棒塞到口袋里。

有时候场面太过震撼，一切进行得太快，搞得大家口不择言。没有人会习惯看见手臂与身体分家，更别说是放在塑料袋里了。

九点，楼下，三号诊室。

美狄亚太太带着五个月大的儿子。才五个月大，却已有十二公斤重。我从眼前这只野兽身上寻找消失的宝宝：

"您喂他什么呀?"

"奶。"

喝奶当然好，喝太多就不太好。更甚者，如果在奶里掺蜂蜜，或是灌满可乐，那就完全不建议了。

"为什么给他喝可乐？"

"他会比较快睡着。"

乳牙还没长出来就烂了。我真想问她是不是也喂她儿子没有滤嘴的香烟，还有浓咖啡。也许一大早就给他来点威士忌？

当妈的看着光溜溜的小子，带着无法掩藏的骄傲激动地说：

"您以前看过像他这样的吗？"

我心里想："有，在动物园！"然后我说：

"没看过身体这么好的。"

我请那位妈妈坐下，重新把这笔账算一算。

十点，楼上，七号病房。

我本来想喝杯咖啡或抽根香烟。结果一时兴起，上楼去看看她。

火鸟女士早过了五十，已经算不上美了，但也不丑。有魅力，低调，身材中等。她一开口，从内到外散发光彩：

"握住钟绳我从这座楼荡过那座楼；握住彩条从这扇窗荡过那扇窗；握住金链从这颗星荡过那颗星，我在跳舞。"

"兰波*，"我知道这首诗，"他写下这些诗句，向'绝对'挑战。"

"最后还是死了。"她说。

这个女人曾经好好地享受过生命。享受过，也笑过，眼角带着小小的鹅掌印。

因为做化疗，她像得了疥疮，头顶只剩下几撮发丝，太短了看不出颜色。也许灰灰的。除了几撮发丝外，还有几片光滑的头皮，映照出灯管的亮光。

"我从来都不爱看警匪连续剧，所以它们来报复了，我现在就像《神探酷杰克》里的光头神探。"

我故意逗她：

"您这么说，光头神探会生气哦！"

有时候她闭上眼睛，别人以为她在睡觉，但她的眼皮颤动个不停。

"您在想什么？"

"我儿子。不要说'您'。"

"您有他的消息吗？"

"火山依然故我，在那儿喷个不停。飞机全是孬种，有一点儿烟就吓个半死。"

然后恢复轻松的态度，放平了她的肩膀：

---

* Arthur Rimbaud，法国著名诗人，早期象征主义诗歌的代表人物。

"谈谈安娜贝儿吧。"

继白雪之后，她现在想知道所有关于纸片人安娜贝儿的事。

"安娜贝儿在肠胃科，不过这星期她在急诊科值夜班。"

褐发，非常瘦，我这朋友到哪儿嘴里都含着棒棒糖。我从没见过有人吞下这么多垃圾食品还这么皮包骨。安娜贝儿一头时髦乱发，像只乌鸦栖在古典美的脸上。

"我来这之前刚好碰到她，还停下来面对面说了几句话。她递给我棒棒糖。"

"你拿了吗？"

我很礼貌地拒绝了：

"值班前我不吃甜食，尤其是甜度高的单一碳水化合物，吃了会让我暴走。"

就算卡在牙齿之间的小糖球也逃不过她舌头的进攻……她抖了起来，抖动从头传到脚。

"为什么发抖？"我问安娜贝儿。

她身上没有什么脂肪，肉也很少。

"我刚碰上一件不可思议的事，恐怖得要死……"

她没住医院宿舍，而是开车来上班。今早路边站了个男的，很高，很瘦，蓝色外衣，捧着很重的运动袋。

安娜贝儿停车问他：

"您要去哪儿？"

"医院。"

"怎么这么巧！上车吧，我载您去。"

他们淡淡地聊了几句。车程并不远。等到大楼的轮廓出现时，搭便车的说：

"我说的不是这家医院，是精神病中心。"

算了！来都来了……

那男的到了急诊科，他要住院。他怕自己会杀人。

在他的运动袋里有一堆叉子、刀子、一把勺子，反正整套厨房用具都带来了，看你是要做草莓手指蛋糕、玛德琳蛋糕，还是杀人，任君选择。

安娜贝儿这厢呢，则是头上睡着乌鸦，一身骨头，寒意从头传到脚，纳闷自己到底逃过了怎样的一劫。

"这个故事告诉我们什么呢？

"可以让人搭便车，但要符合三个条件：

1. 车上有十五个人；

2. 要有面粉、蛋和草莓；

3. 搭便车的人（最好是女的）是侏儒**或**双腿残缺**或**双臂残缺；最理想的就是：女侏儒**而且**双腿残缺**外加**双臂残缺。可是，如果她**也**驼背的话，那就是搞错了，她不是要搭车的女人，而是玛德琳蛋糕。"

女病人不知道该不该笑。我没等她做出决定，立刻向她保证很快会再来看她，然后我就溜了。

接近十一点，来到急诊科。

我穿过地下一楼通往急诊科的走廊，地上铺着灰色瓷砖，暗淡的光线照在灰色墙面上。冷漠、晦暗又阴森，像得了白化病的蛇蜕下来的一大张蛇皮。不过，这里是医院的地下室，不是梵蒂冈的西斯廷教堂……

走廊的尽头豁然开朗，但在到达之前得先经过**第四扇门**。

这扇白门，四边形，手把平庸。很普通的门。

门外总有二到六个人坐在长椅上等着。这些人通常在哭，更常见的是在低声交谈。

走到那个再明确不过的地点时，我会低下头，目光顽强地盯着地砖。

门上写着"**太平间**"。

外面长椅上坐着好几家人。

火车站的月台是伤心地，人们抱在一起，互道再见，在窗口挥手，送出飞吻。

比车站月台更悲伤的地方，就是医院地下一楼的走廊。

我到了候诊区，双手用力拍打：今天早上的太阳什么也没有烘热，我的指头全是冰的。没办法，谁叫我一整天都得探探病人的腹部。

我在医院里精神绷得越紧，两只手就越冷。这是种很自然的防卫方式，我的身体在提醒病人："别找实习医生的麻烦，不然他会摸你的肚子触诊。"

对我客气点……否则等到我的魔指爬上有些人的肚皮，他就要做鬼脸了！

面对压力，我知道有些实习医生会有肠易激综合征的反应，这个症状明显要吵多了，更加不方便，而且对减轻压力没什么效果。

治疗室墙上的蓝灯闪了起来，外面来了辆救护车。轮胎嘎吱刹住，病人周围一阵骚动，脚步杂沓。动作要快，还得启动"热链"。

产品可以速冻再解冻，但要是再冻，就不能吃了。人可不一样，要是冻得太久，温度太低，就救不回来了。人是反着用冷链的三文鱼。

重症加护医生快速跑来，脸上写着两个大字："进攻！"我起身想帮忙，他给我丢来一个眼神，进攻两个字不见了，现在写的是："你给我留下。"

那个病人……他的情况太严重，超出了我的能力范围，帮不上忙反而会碍事。还是等着下一辆救护车、下一个病人吧。

十一点，楼下。

下一个是雨果小朋友，四岁，黑白混血儿，两只手里都抓着小恐龙。他啃了碧浪洗衣粉的纸盒，这种盒子一旦湿掉，手指一捏就碎。他老妈担心得快疯了：

"他没放什么到嘴巴里，我全都挖出来了，全都用水清理了……"

我的心情不错：

"他有没有吐泡泡啊？"

她一时没有意会过来（当妈的，难免啦）：

"没，还没有。"

"洗衣粉是什么牌子？"

"碧浪。"

"啊！碧浪，洗得比白还要白……"

我有个妹妹是黑人，我父母在我四岁的时候领养了她。我开种族玩笑是经过授权的。

我去问宝嘉康蒂酋长的意见：

"让他回家。"

"要不要做些什么？"

"给他喝很多水。"她用开玩笑的口吻回答。

（我很想问她，小朋友喝完水以后，是不是得把他头朝下脚朝上地提起来，摇个三十分钟，直到"柔软衣物，

30℃"的流程跑完，可是她正在处理一个中风的病人。她
在救人的时候，很容易发脾气。）

我回到诊室，还想逗一下：

"怎么样？还是没吐泡泡？"

她说：

"我看得很仔细，还是没有。这应该是好现象吧，医
生？"

母亲真伟大！

中午，楼下。

白雪过来小坐。刚才只有两个病人，我正在等第三个
的病理检验报告。我们到救护车的入口处休息五分钟，抽
根烟，喝杯无咖啡因的刷锅水。

"说什么啊？你跟她说我们的事吗？"

"不是我们的事。"

我张开双臂把整栋建筑物环绕在内：

"是所有这儿的事！让我有这个想法的是奥菲太太。"

"奥菲太太？"

天气好冷，我们左脚右脚跺个不停，以免冻得倒下去。
我讨厌冬天。

"你记得吗，去年我做的实习是姑息治疗，实习的时

候认识了奥菲太太。她是作家，写了不少小说、散文和剧本，蛮有名的。那时她每天都来探望一位住院的女性友人，晚期病人。奥菲太太用自己最拿手的事来帮助她朋友：为她写东西。时事、天气、人类眼皮底下的世界。她为她写出街上来往的人，他们的长相，挺出来的肚子，光着上身的刺青汉，示威人士，阳台上浇花、喂猫的老人家。还有女人，穿裙子的、穿洋装的、怀孕的，生活里的人生，小孩和他们嘴里的冰棒。柠檬的黄，粘在牛油果核上绿色的果肉，以及天空的蓝。"

天空！她常常提到天空。

有一天，她跟她朋友说：

"蓝天无所不能：有雪、太阳、月亮、星星、冰雹、夏天的雷雨、冬天可怕的风暴……"

她向她朋友保证天空比电影、比教堂更美好。大家头上的那位机械师是个女的，什么都会，她造出了声响、颜色与风，她为服丧的父母看孩子。

奥菲太太为卧床的朋友写出世界如何在她的窗外骚动。她朋友读得非常起劲，读到柠檬的黄、阳台上的老奶奶，还有草莓碎碎冰流在贪吃的小手上。

后来病人的目光逐渐微弱，等到她朋友无法阅读的时候，奥菲太太开始画画。她画出示威人士，夏季让风吹拂的裙摆；怀孕的女人，新的生命乘着逝去的生命而来。

直到她朋友看不见这些画时，奥菲太太就读给她听。

"我不知道该怎么告诉你这个故事，真令我感动……"

我们的嘴唇相距二十厘米。气氛安静得让人尴尬。白雪奋勇打破没人接话的场面：

"我最不会说故事了，什么都编不出来。你要我跟她说什么呢？"

"只要维持某种联系就可以了。"

"我跟她说冰激凌和刺青汉的事吗？"

"不是啦！跟她说说我们在这儿的工作啊，医院里的生活。总之不要让她闲着。"

白雪不知道自己有没有这个本领。本人自有妙计，我拿出笔记本：

"昨天晚上，我仿照奥菲太太写了医院纪事，你就从里面找些东西出来念吧。无论如何，你只管念。我一有空就会过去……"

我又说："我记下来的事情大多很好笑。在她的病带走她之前，我要先让她笑死。"

她揣着我的笔记本离开了。白雪很女性化，她的女性特点可以让中学生血脉偾张。她应该去当老师，穿着超紧的窄裙，用严厉的口气说话。这位女医生把她潜在的性感能力，拿来调教不听话的病人：

"不妙，您这个胆固醇指数，真的，这个胆固醇啊，啧，不行……"

"我会注意饮食的，小姐。"

"医生，不是小姐。"

"我会注意饮食的，医生。"

众病人吐出"医生"二字，就像饥民用黏糊糊的嘴一字一字地说"香煎鹌鹑佐开心果淋焦糖梨块"。

拿性感做公益大有可为……

接近下午一点，楼下。

涂片面前坐着铁太太和铁先生，一个二十七，一个二十八。

她：下腹痛。

他：怀疑从小就**严重缺**乏维生素……

涂片就怀孕的可能性进行询问。

"您有吃避孕药吗？"

"有。"

她的另一半倾身向前，用斥责的口吻说：

"她根本不放在心上。"

铁太太瞟了他一眼。

"干吗看我！真的啊，你有放在心上吗？结果每次她忘记吃的时候，只好我吃。"

"谁？吃什么？"涂片问。

"呃，她的避孕药啊！"

涂片一脸不可置信：

"您吃**那个**？放进嘴里？吞下去了？！"

铁先生看着涂片像在看准备考高等学院的女学生：

"没错，从嘴巴吃进去的！那又不是肛门栓剂！"

我个人的想法：首先，维生素不足没有年龄的限制……其次，我们得承认，这些病人真讨人喜欢，让人心情放松。

涂片在描述这次问诊时，用手掌往自己额头上连拍了两下。啪！啪！第三下时，我挡住了她的手，再打下去她可能会把自己敲昏。

药物都具有危险性，吃得不对，可能会生病、升天，或是怀孕……

所以才会有服用上的注意事项，"药品说明书"就是"药品说明书"，而不只是单纯的"傻瓜单"。

我这同事看起来颇气馁。

涂片……我们第一次见面时，她向我伸出手：

"我叫蕾雅。"

她说这话的神情活像在说：

"我叫奥巴马！"

一星期之后我就知道她这名字取错了。蕾雅（Léa）在希伯来语里有"疲倦"的意思。涂片从来不会疲倦……问她不如问大海：一次又一次把浪推在沙滩上累不累啊。

"涂片"这个外号来自非常好笑的原因，因为实在是太好笑了，所以我决定隐去不言……

我跟她说：

"我去看四号诊室的病人，然后去六楼休息一下。"

急诊科把病人安置在"诊室"（box）——我讨厌这字眼，让我觉得自己像兽医，或是经营专收病马的马场主人。（编按：box 在法语中常指马厩的栏［每栏放一匹马］。）我比较喜欢"化妆室"（loge），病人在里面是演员，而不是观众。

我推开门。她三十二岁，尽管耻骨剧痛，脸上仍然挂着微笑。我为她做检查，她的先生也在，两个非常想要小孩的好人。我逗他们笑，想缓和一下紧张气氛。她要我别再说了：

"我一笑就更痛。"

每个人有每个人的专长，有些人能用脚弹钢琴，有的人会唱歌或拿着长杆当平衡棒走在缆绳上。我呢，我逗别人笑。在急诊科，这可是珍贵的超能力。

三十分钟后，电脑送出验血报告。我对信息技术一直有意见，它的智能太抽象了，对真相直言不讳，完全不在乎会对病人的生活造成怎样的后果。还有什么会比治疗室的电脑更麻木不仁呢?

人绒毛膜促性腺激素 β（β-HCG）：**阳性**。

它用"泰晤士新罗马"字体（Times New Roman）标在肾功能与血液电解质的下面。

阳性反应。

放眼世界，这个字唯有出现在医院里最叫人害怕。是的，在医院里，"阳性反应"通常代表坏消息……我请妇科的医生为病人做超声波检查。检查结果也确定了。

现在怎么办?

我该怎么把消息告诉那对恋人? 内容概括如下："好消息：您怀孕了。坏消息：子宫外孕，必须人工流产。"

我用尽了所有方式，但她还是哭了，我只能像个傻瓜一样，把手放在她的肩膀上。

一整天都不想再和任何人搞笑了。

我痛恨这一行的两个感想：

逗人笑很容易;

安慰人很困难。

我必须更有想象力一点才行。上六楼探望病人去也。

下午一点，楼上，七号病房。

白雪坐镇，我的笔记本翻开躺在她的膝盖上，她俯身面向七号病房的女病人，有如慈爱的天使：

"纪事第十四条，标题为'寻找小坏蛋'。

某处遭人强占的公寓中，有'住户'身体不舒服，打电话找来'医疗急救队'。医护人员抵达时，既没看见脚下踩的是什么，也没注意两手碰的东西干不干净。

反正队员们完美地执行了任务。正要离开的时候，有件小事吸引了宝嘉康蒂酋长的注意力。强占公寓里住了六个人，每个人都在抓痒。全都在抓，抓个不停，抓得过分，抓到出血。皮肤上到处是红红的一大块。

'噢，噢，噢。'酋长喊了三声。

三个'噢'可以翻译成：'我们是不是惹上大麻烦了……'

挪威疥疮——可谓最糟糕的麻烦。毒性极强！光是想到就全身发痒。放到显微镜下，简直就是名副其实的恐怖片。雌疥虫每天在皮下产三百颗卵，幼虫孵出来以后就开始挖掘皮下隧道，会使人奇痒无比。

而对医疗急救队而言，这就代表这些人应该：

1. 立刻一起淋浴，避免污染好几间浴室。还要使用闻起来像火山泥的治疗药皂，那可不是闹着玩的。

2. 把所有衣服丢进垃圾袋。

3. 立刻休假，直到口服药物产生药效。

4. 好几个星期都有疥虫恐惧症。"

"疥虫恐惧症？"火鸟女士问。

"就是一直出现毫不理性的念头，像是：'我吃过药了，我洗过好几次澡了，衣服都丢了，但是我知道／我感觉得到：小坏蛋还在……'"

然后我朋友一边笑，一边假装搔痒。（或许不是假装？我一听到这个故事，也觉得哪里开始痒了起来……）

火鸟女士觉得白雪的脸色不佳。如果濒死的病人注意到你脸色苍白，开始担心你的健康，会让你觉得很不安，因为病人知道自己在说什么。

老实说，白雪的状况很糟。她正处于"再度珍惜自我"的阶段。六个月前，她在婚礼前一天被未婚夫甩了，从那之后，她就对自己失去了信心。

昨天晚上在实习医生宿舍，她向大家宣布："我在六号病房觉得自己的精神大为振奋，就是梅波梅涅*太太那一间。从她嘴里总能听到赞美的话。她现年七十，是法国演员杰哈·德帕尔迪厄的女性毁损版，又矮又圆，爱喝酒，粗野有余，文雅不足。"

我很欣赏白雪不论在何种情况下都小心翼翼；其实"粗野有余，文雅不足"的意思很简单，那就是"丑"。

---

* Melpomène，希腊神话中执掌歌曲、音韵与悲剧的女神。

"梅波梅涅太太每天早上都会拍我马屁：'老天呐！看看这个胸脯！今年夏天的沙滩上，转头看的人可多了……'可不是吗？这让我重新找回了勇气，再一次正视自我。'老天呐，你那头发真够亮！像丝一样！'我朝自恋的方向更迈进一步。'老天呐，你那身材真是苗条！''老天呐，你真的好有女人味！有没有人说过你很像奥黛丽·赫本？'我都开始变得超喜欢她了，在这段重拾自我价值的道路上，梅波梅涅太太会情义相挺，直到命中注定的那一天，她说：'老天呐，你真是太美了！美得像个公主……'

"'谢谢！'

"'让我想到在你这个年纪的我！'"

白雪说到这哈哈大笑：

"珍妮弗·洛佩斯说：'要对自己有信心才会变得性感。'"

我回她："要身为珍妮弗·洛佩斯，我们才不会对自己产生疑问。"

七号病房的女病人握着白雪的手：

"有什么问题吗？"

"我很好啊！"她说谎。

"我还没病哩！"火鸟女士说，"当托马的爸爸离开的时候，我也有同样悲伤的眼睛，戴着同样的面具。你的伪装是从我这儿借去的，我用它的时间可要比你久得多！"

"好吧，算您说对了。我是说：好吧，那要怎样才能治好呢？"

剧场演员的一身功力，在于即使最后一排的观众都听得见，也能自信地托付秘密的耳语。白雪是个糟糕的演员……

我们向病人学习。他们过去的经验，通常是我们现在的痛苦。

因为一开始的错误、某个倾斜的角度，我们和病人之间的关系变了样。你们以为我们是来提供援助的。对某些人而言确实是的，但在很多情况下并非如此。我们治疗你们，你们也治愈我们。

当我们进行治疗的时候，病人在床上发的烧就像冶炼炉的高温，软化我们的钢，然后才让钢条呈一直线出现。

火鸟女士一边想一边抓头。

"到底是什么把我从失恋的痛苦中救出来的？首先是这个比恋爱更伟大的爱，重三点四公斤，随时都要喝奶。不过真的帮上忙的……你真想知道吗？"

白雪迫不及待地点头。七号病房的病人以意犹未尽的口吻宣布：

"一个喀麦隆男人，他是我遇过最大的！"

她俩大笑，我咳两声宣告自己也在场。火鸟女士脸上发光，向我伸出双手。她的手指很烫，病房里热得像地狱！我看看托盘上的早餐和午餐，一点也没碰过。

我还是没办法对她说"你"，但我却允许自己有某些举动，真是矛盾。我对她板起脸来。

"快吃！您到底在想什么？您以为空着肚子就可以活下去？不饿？然后呢？要强迫自己啊……等到我来强迫喂食那就扫兴了。您必须要有体力，要像行星吞噬者*那样。"

行星吞噬者，吞噬空间之女，是安娜贝儿的女病人。

肠胃科和糖尿病科在二楼。安娜贝儿负责这位四十二岁的女性，一百五十九厘米两百九十六公斤……黑洞太太。我叫她行星吞噬者——吞噬空间之女，她具有占据水平面的能力。她的体重是个**大**问题……行星吞噬者深受呼吸窘迫之苦；消防救护车对她来说太小，她是被载运牲口的卡车带来的。黑洞太太不说话，只顾着吃和看电视。她丈夫又矮又瘦，偷偷地给她带来棉花糖和奶油块，让她像因纽特人那样捧着吸吮。医生检查过她的精神状态，明确指出她没有任何精神疾病，连忧郁都没有。黑洞太太盯着小荧幕，品尝她的奶油配棉花糖，心中感到无比幸福。早餐她能吃下两个沙拉碗的什锦干果麦片，外加两条棍子面包；中午

---

* Galactus，原是漫威漫画中的宇宙神祇，以食星维生，是五大神之一，象征宇宙三大力量中的"公平"。

是两只全鸡，骨髓也包括在内；晚上则解决三锅意大利饺子，无数个酥炸鸭心和巧克力慕斯。

每天早上必须动员四名照护人员为她进行清理，为时两个钟头……她的身体太过庞大，可以同时从床的两边掉下去。

安娜贝儿每天都去跟她说一说健康、饮食营养和糖尿病的事。今天早上行星吞噬者谢谢她的指教，然后请她让开，因为"您一直站在我面前，我看不到电视"。

安娜贝儿第一次和我们谈起这件事的时候，情绪很不稳定，完全不了解为什么会这样。

难道有什么好了解的吗？

不过是生命中的选择罢了。每个人不都在这么做吗：成为癌症专家、税务律师、会计师，或是罗马歌剧院的舞者……

黑洞太太也做了选择：她要当神话人物，那些史前的女神，痴肥而奇妙，装点在我们山洞的岩壁上，以及博物馆的橱窗上。身为有机体，她决定成为矿物。

人类命运的选择是神秘的……

我个人希望七号病房的女病人选择进食。食物就像钉子，深深地植入肠胃与躯干的实体中。我们拿起食物，闻着它的味道，让它在舌头上滚动，它是可以感觉得到的实体，在上下腭骨之间延长生命。

"不要当个难搞的人，您让我觉得很烦。如果柠檬口味的营养补充剂不好吃，我会拿草莓的来，或是巧克力的。榛果？原来您喜欢榛果！就算是皇后也不会像您这样拥有这么多选择……那新口味呢，芒果怎么样？要什么口味有什么口味，您别想找借口。"

这位女士顽固得像头驴，拒绝我了。我得另觅他法才好把她扣留在人世间。我认为笔记本和里面的纪事，应该是个好的开始。

白雪起身，我跟着她一起来到走廊上。我们站在门前讨论，门上有黑色自粘纸贴成的数字7，上面那一横不黏了，垂了下来。

"笔记本真是个好主意，你没空的时候，我们可以轮流来，我会跟安娜贝儿、阿梅莉和小鸡说。他们也有很多故事，我们来替笔记本加料。"

我觉得她很漂亮，皮肤很白，几乎像牛奶的颜色，深色的眼睛，瞳孔透露出坚持，一副要求很高的神情。在她的白大褂下面，永远是黑色的衣服。

黑色配她真是再合适不过了，但她选择黑色只是因为她喜欢这个颜色。

"急诊占去了我所有的时间。现在我得在地下室和六楼之间来回跑，奔波花掉了我本来就很少的空当。"

"别担心，我会找出解决的办法。"

她在我脸上亲了一下走开了。我回到病房里。

火鸟女士没有力气对我张开双臂，也没有力气说话。我打开笔记本，想找个美好又单纯、可以鼓舞她继续奋斗的东西。我打算先采用温柔的方式，然后再换个强烈的方式：

"纪事第二十四条：'低调的英雄'。罗密欧与朱丽叶，一个五十六，一个五十五，夫妻两人因为慢性酒精中毒一起住院。他们因为酗酒而生病已经好几年了。我们把他们安置在医疗专科的同一个病房里，两张床靠在一起。他们试过一起解决困难，但也常常一起再度沉沦。这种状况本来会引人发笑，不过罗密欧与朱丽叶有个儿子，他可一点也笑不出来，而且再也没有同情的力气。他从五岁开始就会打电话叫急救，还会把父母翻成侧躺，以免他们被呕吐物呛到窒息。当时他才五岁……这个儿子完全没问题，他已经有了一个女儿，工作稳定，伴侣稳定，住所稳定。他的生活很'稳定'，滴酒不沾，很小的时候就对酒免疫了……他很清楚父母的病症，酒精为他的家庭制造出龌龊的泥淖，身处其中，他为自己确定的职责就是保护父母，竭尽全力地战斗。只不过，现已成年的他与往日的五岁儿童，能交给谁保护？或者说，有谁保护过他？"

我停了下来。温柔的方式够了，我得保持战斗力。病人也懂了，每个活着的人都在战斗，都拖着许多鸡零狗碎的事，不论这些事涉及酒精还是葡萄糖——体重也是如此。生命是场冒险之旅，行李很沉重。我想，我们每个人都是低调的英雄，只不过各用各的方式。

拿涂片为例，宿舍里没人知道，她刚失去了自己最好的朋友……

什么是医学生最主要的麻烦之一？那就是身旁的伙伴会在茶余饭后趁机问个医疗上的意见。

"我牙床痛。"

"呃，去刷牙！"

我们都有朋友会随口要求来个速诊，因为他们心有疑问，越疑想问：

"摸摸我屁股上的淋巴结""看看我这颗痣：好丑，上面好痒，右边一点，下面一点"，诸如此类。

我觉得这很正常。如果我学过花艺，我一定会去朋友的花园为他们制作花束。

去年涂片最好的朋友因为肚子痛做了扫描。

后来她打电话给涂片：

"报告上面写'胰头肿块，附着于肝脏'。到底是指什么？"

涂片瘫在电话的另一端，心里很明白，那是指下个冬天她俩不能一起滑雪了。

面对病人我们开得了口，面对朋友就比较复杂。涂片什么也没说，心想就让她的医生开这个口吧。不过，医生有的时候并不急。

她俩去逛百货公司的拍卖会：

"这件好热，"她朋友抓着一条长裤对她说，"不过我还是买好了，冬天的时候再穿。"

涂片一声不吭。

如果各位预先知道眼前有什么样的结局在等着自己的朋友，你会怎么做？

涂片一声不吭。我想这对她来说是很沉重的沉默。

从此她就到地下室工作，不愿再引起谁的注意。

接近下午三点，我的脑袋。

如果我非得采取激烈手段，我应该会说说伊俄卡斯忒*太太一直以来的奋斗故事。她是伟大的战士和了不起的母亲（不过这句话有点累赘，因为，如果她不是全副武装、没被打掉几颗牙，也就不会成为了不起的母亲了……）。

———————————

* Jocasta，既是俄狄浦斯母亲的名字，也是漫威漫画中女机器人的名字。

我遇到她时，她六十二岁。这位病人的脾气很好，但一生命途多舛，让你不得不觉得人有时候活得像条衰狗，要是因此而吠叫起来也挺自然的。

　　有一天，我在医生办公室向当时的实习同事提到她，同时也想宣泄一下：

　　"你想嘛，她从小就没有父母照顾，寄养家庭换了一个又一个，她老公让她生了六个孩子，然后一走了之，老大因为打了她正在坐牢。打他自己的妈妈哎！她说起这件事，就像那小子不过偷了一颗苹果而已。她的子宫里有肿瘤，切除了整个子宫，做手术的医生搞砸了下腹神经，括约肌失去功能，她不仅得'自我探底'，还得灌肠，直到生命终点。但还没结束，她存了钱去做近视矫正，结果问题一堆，什么愈合不良、重复感染、眼球化脓。她这一生，就像《苦儿流浪记》加《悲惨世界》的浓缩版。"

　　最后我还加了这句很蠢的话：

　　"如果我是她，我知道自己会怎么做！"

　　这时，有个声音从走廊传进办公室：

　　"您会照顾好自己的孩子。"

　　我回头一看，羞愧得要死，伊俄卡斯忒太太全听见了。她的一只眼睛说："没关系，小子，每个人听了我的故事都这样。"另一只眼睛只表示："他××。"

　　我想不太起来哪只眼睛是玻璃的，而哪只眼睛又是留下来哭的。

我很抱歉，伊俄卡斯忒太太。

我为所有这些感到遗憾。

下午三点，楼下。

我妈总说每个名字都很重要，而且要知道每个用字的轻重……

蜜蜂太太被带到四号诊室，现年六十八岁的她在开车时被某个肇事司机狠狠地撞了。颈圈、手腕夹板、全身石膏，蜜蜂太太整个儿僵直着，活像石棺里的法老王后娜芙蒂蒂。

"还好吗？"

"不太好……"

她是吓坏了的娜芙蒂蒂，看起来不知所措，又伤心又疲倦；是的，真的非常疲倦。她有漂亮的水绿色眼睛。

"把您撞成这样的人逃走了？"

"是啊……"

我对她微笑，但她没有继续说下去。不要紧，我喜欢挑战。

"这种事情更增强了人性本恶的想法，不是吗？"

"就是啊……"

我迎向她投来的目光：

"但您知道，我们会好好照顾您的。我们会把那个恶人撞坏的部分全都修好，不光只有骨头。您以为自己在医院？大错特错，这里是**超完美医院**，服务**顶级**。您在这儿住过以后，会觉得丽思卡尔顿和希尔顿，比电影《惊魂记》里的贝茨汽车旅馆还恶心。"

我猜对了，眼前这位是影迷；如果没有看过一堆很棒的电影，她是不会有这么疲倦的绿眼睛的。

我又重复了一次：

"我们会好好照顾您的。"

娜芙蒂蒂露出了微笑，而此刻，就在她生命的这一刻，这场战役还不算打赢。

生命中没有微不足道的挑战。我谨慎地选取每个字句。

如果娜芙蒂蒂有什么地方撞断了，就必须把整形外科的吠老大找来处理。这个想法让我兴奋的程度，堪比我扯掉乳头但不包扎也不吃抗生素，然后在大雪天里穿越尼罗河。

有些人不懂得怎样为他的白袍争光，吠老大就是其中之一。他从不好好讲话，一开口就吼。智慧的形式变化不断，沟通属于其中一种表达方法。吠老大碰到需要沟通的时候，只剩下牡蛎的智商。

有几次我需要专业意见，打电话到手术室找他。这时得由手术助理中转，因为吠老大在开刀。助理把电话对着吠老大，那张嘴就像垃圾通道。我听着他在电话里嘶吼他对急诊科、对急诊科人员的怨恨。对他而言，急诊科就像摆在门口的垫子，他要在垫子上刮掉所有的挫折。

而我也习惯当个讨厌鬼，因为我每次都会跟护士说：

"您可以替我加句话吗？"

"当然可以。"

"请代表鄙人对他和蔼的聆听，以及他所提出的解惑妙方，致以无尽的谢意。"

"您真要我对他这么说？"

"难道还有假！"

"好吧……'实习医生对您和蔼的聆听以及您所提出的解惑妙方，致以无尽的谢意'。"

吠老大忠于他爱发飙的天性：

"这是哪个蠢货？"

蠢货就是我，长着狮子头的实习医生，有点讨人厌又有点爱撒谎。对那些把自己当作神的外科医生来说，他有点讨厌；对病人来说，他有点爱撒谎，因为他要提供更好的照护。

下午三点，三号化妆室。

从我旁边的诊室传来涂片的声音，越来越大声。我这位实习同事在唱歌……

我曾经说过涂片问诊的时候很低调。我其实应该多加一句：大部分的时候……

有个女人在三号化妆室哭，那是橡木太太，她最怕打针，而他们为了进行动脉血气分析，正要让她来个最恐怖的动脉穿刺。护士的好话都白说了，怎么安慰都没用。涂片也试着安抚她，结果也好不到哪儿去。

"我不要！我不要！"

她在一边哭，护士则在另一边准备器具。涂片无计可施。橡木太太更加泪如雨下。

身为迈克尔·杰克逊的头号粉丝，涂片突然心生一计：

"这就是战栗，战栗的夜。"（编按：出自迈克尔·杰克逊歌曲《战栗》歌词。）

她开始跳起音乐录影带中的舞步。

"她在做什么？"橡木太太在涕泗滂沱的空当惊呼。

"跳舞，"护士简单答复，"我要打了。"

涂片高兴得不得了：

"你知道这叫战栗，战栗的夜。"

护士说：

"她正在又唱又跳。"

"那你呢？"

"我打针！我打针，她跳舞。看着她。"涂片指手画脚，吼他个声嘶力竭：

"你在杀手的体内搏斗，全为了生命，战栗的夜。"

"她疯了。"

"我在跳舞！"涂片大喊。

"她完完全全疯了。"护士补上一句，同时轻轻地扎针。

橡木太太全神贯注在实习医生的身上：

"她居然在跳舞！"橡木太太惊讶万分。

"而且还唱歌呢！"护士又说，她开始抽血。

"那你呢？"

"我吗？我把针刺进去了。"

"你把针刺进去了？"

"没错！"护士欢呼。

"我几乎没什么感觉哩……太奇妙了！"

涂片倒在椅子上，大汗淋漓：

"迈克尔才奇妙哩！好个迈克尔！"

涂片唱歌很难听，跳舞也吓死人。不过，她抽烟喝酒的本领倒是好得不得了。她尝试做过一次运动——慢跑，跑完以后没人为她欢呼……因为她跑到迷路，最后坐地铁回家……

她最喜欢橘色，橘色漂亮，又能衬托她的咖啡色肤色——来自埃塞俄比亚的妈妈和德国-波兰混血的爸爸。她是甜面包、辣椒和香肠的非典型混合，能够一只手轻轻抚摸，另一只手把针管插进动脉。幸好她没有第三只手！

刚才，就在午饭后，有个病人因为涂片的肤色，拒绝让她问诊。

"你一定很生气……"

涂片说：

"别傻了！能少干活呀！"

昨天她在四号诊室：

"你从哪儿来？"有个女病人问。

"北方。"

女病人牵起一侧嘴角：

"不会吧，是从更远的地方吧，对不对？更往南的地方……"

涂片：

"埃塞俄比亚。"

女病人欣喜万分：

"我还是第一次见到埃塞俄比亚人呢！"

涂片露出嘲笑的眼神：

"怎样，很失望吗？"

她跟我预告，哪一天一定要穿着非洲长袍去上工："我从来没去过非洲，不过如果他们要看埃塞俄比亚人，我就献给他们埃塞俄比亚人……"

她爱死了挂在她母亲厨房里那张札·哈斯塔法里[*]的照片。她还把头像当成刺青图案，刺在脚踝上："我看着自己这只脚，就觉得回到家了！"她喜欢看书，希望能有时间看更多的书。她最爱老书、破书、带有咖啡渍的书。她把自己那本《常见疾病的诊断与治疗》泡进热巧克力中，搞得书页全都翘起来，整个切面变成褐色："看了觉得很安心，好像我把它念了好几遍。"

一点小事就能让她心神不宁。前几天，大家一起在医院食堂吃午饭：

"你干吗这样看着阿梅莉？"

"我不喜欢有人把面先切断再吃。"

为了安抚她，我和她聊起绘画。要转换她的心情，最好的方法就是让她想点别的事。她热爱印象派。

"我完全被这种风格征服。必须的，宝贝！"

她最常说的就是"必须的，宝贝！"但没人知道她指的是什么。

下午四点，还在楼下。

时间以荒谬的速度流逝，不该让自己冲到这种地步。

---

[*]　Jah Rastafari，埃塞俄比亚前皇帝海尔·塞拉西一世（Haile Selassie I）。

我正在为一个小女孩问诊，涂片那儿则是个爷爷。碧姬来到诊室，有人打电话找我。有电话打来找实习医生，这种事十分罕见，罕见到让我有点不安……我是不是杀人啦！

"同学你好，我是莎薇。（呼！我没杀人！）我奶奶是你的病人，蜜蜂太太，她出了车祸，而且消防员认为她股骨断了，我很担心。"

莎薇是白雪的好朋友，而且意外中的意外，她竟然是娜芙蒂蒂的孙女。"莎薇"在斯堪的纳维亚的语言中，代表"家里的争吵"。其实才不呢，她的时间都花在减少摩擦和平息争执上了。我给她取了另外一个名字，"茱德"。为什么呢？因为这是一个北欧女武神的名字。我喜欢这个名字，听起来有挪威语的感觉，加上她疯迷骑马，我只能把她想象成瓦格纳作品*里的女主角，身着盔甲骑战马，手上拿着大锤子。

娜芙蒂蒂照了X光，消防员想得没错，确实是股骨骨折。我打电话去外科。今天真幸运！吠老大不在，所以由外科的实习医生小鸡来处理。

"她没什么体力，"茱德很担心，"痛死她了，可是

---

* 此指德国作曲家瓦格纳于一八四八至一八七四年创作的歌剧《尼伯龙根的指环》。

她又受不了吗啡。需要康复训练吗？要康复训练很久吗？"

小鸡要她放心：

"奶奶们交给我准没错。"

孙女们交给他也不会有错：眼神的交流使得他脸也红了，嗓音也略微哑了……我可以感觉到他们之间迸出了点什么。当我们具有替他人重新命名的天性时，自然也会本能地想要替他们配对……

小鸡不记得茱德，但是女武神认出他来，她在三个星期前见过他。就是那一天，她改变了对医生的看法，并且发现了整形外科医生的温情（我向各位担保，把"温情"和"整形外科"连在一起，实在不寻常！）。

当时茱德的右脚踝多发性骨折。这家人的骨头都很脆弱啊！

打上的石膏就像留言本，我们这两位朋友在上面写了两三句傻话，还留了两三幅丑丑的画。

石膏通常能让友谊借机作出重大的表示……各位对朋友的表现有疑虑吗？打断自己的一条腿吧。

等到脚踝终于解放的时候，女武神茱德的石膏仿佛是罗塞塔石碑*，内容甚至还带着中学生的顽皮调调。小鸡看

---

*　以埃及象形文字刻于公元前二世纪的石碑，上面刻着古埃及法老托勒密五世的诏书。

了上面的图画和笑话之后，花了三倍的时间，以"之"字形把石膏锯下来，就为了不破坏上面的涂鸦。拿着手术刀的商博良[*]，保存了这件人工制品上写下的珍贵见证。中学生的顽皮劲有时是很重要又美丽的表现，像在这件事上，它就表现出爱与友谊的价值。外科医生因此表现出温情，这么一桩小事就能让女武神茱德改变她对医生的看法！

整形外科医生可以成为全世界最细腻的人，虽然一年只有一次，但至少还有一次。

晚上七点，楼上。

我刚好有时间去六楼待一下，他们正在送餐。不论早上、中午还是晚上，所有的菜闻起来都一样。

我念了一个故事给火鸟女士听。她还要听第二个，于是我讲了碧姬的故事。刚才，就在阿梅莉当着涂片惊愕的目光，蹂躏她的意大利面时，碧姬走过来对我说："我听说了你正在做的事，很不错。我也有东西说给你听，你可以好好利用……"于是我就这么做了：

"纪事第三十四条：'入侵潜意识：迷幻异域！'"

主治医生、实习医生、救护车司机还有碧姬，被叫去

---

[*] Jean-François Champollion，法国历史学家、语言学家和埃及学家，是第一位破解古埃及象形文字并破译罗塞塔石碑的学者。

处理一桩八楼坠楼事件："我们用尽全力，谁知道空气中弥漫着什么物质，反正那天真是，天呐，我们真的全力以赴！救护车司机不是在开车，是在开飞机，我们就像超级英雄，赶着去救孤儿寡母。到了大楼前面，我抓起十公斤的显示器和十公斤的急救包，冲进大厅。有电梯！"不搭电梯，"主治医生说，"如果电梯故障，病人就完了！"啊，没错，有病人！一定要把他救下来！去他的天打雷劈，我们要把跳楼的这个捡回来，让他好好活着，就算用绳子拉也要把他拉回来！

大伙儿四级并一级，我们根本是用飞的、飘的、滑的！

总算到了八楼，汗流浃背，但心情亢奋，很骄傲能跑这么快，要把那个以为自己是信天翁的可怜蛋救下来。有扇门开了，娇小的女人系着围裙，张开双臂，吼得很大声，还带有北非的口音：

"你们在这儿干吗啊！我儿子跳楼了，帮他要到楼下啊！"

然后碧姬很有学问地加了几句：

"小子，这故事告诉我们什么呢……"短暂的戏剧性停顿，"四个人挤在同一辆车上，念书的时间加起来超过二十五年，却蠢到这个地步。"

火鸟女士的脸上出现了新的红晕。我的目的是什么？

就是和入侵她双颊的苍白战斗。我每时每刻都在进行的抗争，让我变成了只用红色的画家，在她的脸颊上色。即使必须甩上几耳光也行。

晚上九点，楼上。

"……所以啦，我一点也不惊讶，娜芙蒂蒂的孙女茱德和小鸡之间会产生特别的情愫。刚才他在急诊科看到她的时候，他还特别把她指给我看，做了只有我们才懂的暗号：'你看她的嘴，好像船上的舷窗，名字叫作先对我好再对我坏。'"

火鸟女士笑了：

"谈谈他吧！"

"小鸡吗？他是女人国里的少年郎……他的似水柔情堪比某些国家领导人的外交手腕。他的梦想是背着背包走遍天下，到处替人装义肢让他们能够行走。目前他被困在医院里，尽他的实习义务兼值班。我说'困'，还是比较委婉的说法！他上一次看到日光，是在谷歌查'维生素 D'的时候，看到一张夏天太阳升起的照片。他有一次跟我承认：'我偶尔会去散步，一抬头就看见天空中飘着义肢和骨头。'还说：'一大早拿锤子敲打人工髋关节，是我听过最柔和的声音。'他不缝合伤口，他焊接。小鸡有他专门的术语，脑袋里尽是一格一格的漫画。他不说'吃'，而说'miam-miam'；他不是在装人工膝关节，而是在膝盖上'tac-tac'；他不睡觉，他'zzzzzzzz……'。医院里穿着白袍到处走的男性中，小鸡是最帅的那个，只不过他的发型又塌又扁，像是为了'摩比'*才从集中营里逃出来的疯狂粉丝。"

"他看起来很迷人。"

"何止！他只用一句话就让金发女郎上了他的床，那句话浪漫得不容置疑：'嗨！想不想让我的活体和你亲密？'"

小鸡，我医学院忠实的板凳同志。在九年的学习生涯中，他让我知道，如果要反抗粗暴的人类与野蛮的生命，最光荣的方式就是欣赏人们美好的一面。他最喜欢的句子是："没有寒冷的天气，只有软弱的人。"他有北方人沉默寡言的基因。我们在越南河内的医院实习过。有一天在妇产科，四周全是待产的妇女。我们面前那位越南产妇，流出来的很多，叫出来的却一声也没有，顶着她的扑克脸，腮帮子咬得紧紧的，发了几条短信给她待在产房外的丈夫。虽然很痛，但她的表情始终很镇定。我撑不下去了，小鸡仍然坚毅无比。当时有个产妇用力过猛，搞得所有东西都

---

*　Playmobil，德国玩具品牌。

被挤出来了：叫声、血管、眼泪、羊水……助产士拿起剪刀靠过去，我心想："不会吧！！！她可不要这么做！"她做了。一刀剪下去。尊重点，那是女人啊！我都快昏倒了，小鸡连眼睫毛都没动一下。不久，两个婴儿很快先后出生了，哭得很大声。太棒了，太震撼了。越南医生为我们翻译：男孩的名字是"冬天的森林"，女孩则叫"广大的丘陵"。我转过身去，小鸡不见了。他坐在走廊上，哭得稀里哗啦。我不知道那两个宝宝的未来如何，不过他们展现了绝佳的本事，让沉默寡言的小鸡，我可贵的朋友，流下了眼泪。当然，不是当着我的面。

这天晚上，我一直说到女病人睡着，才回到医院大楼后面三百米处的实习宿舍。

我重新放起今天早上听的音乐，开始做我的搏击侧步。

我要找点乐子。今晚我要喝酒，我要很晚才睡，明天晚上再多睡一点。据说大家总有一天都会死，那么我就先从活在每一夜开始吧。

第三天

《再见碎石路》

Rone[*]

六点，实习宿舍。

医院附近有家餐厅，昨晚我们在那儿吃了丰盛的晚餐，然后我把小鸡和白雪拖到隔壁的酒吧。我喝了酒、跳了舞，最重要的是我没有一个人过夜。今天早上还有另一个人在我床上。我的头很痛，实习宿舍的挂毯让我想吐。

十五年前的实习医生在墙上挂了圣诞节的装饰品，一直留到现在。我们为了让梦想更加完美，又添了一些富有异国情调的点缀：几个花环和一幅落日。用混凝纸营造出来的夏威夷圣诞节。

大家还领养了一头虎鲸，身长两米，黑白双色，可充气，但目前漏了一半，名字叫作威鲸·十日谈。夜幕时分，若是有人醉了、心里难过或感到孤单，就去客厅抱着威鲸跳舞。

---

[*] 法国电子音乐作曲人。其创作的《再见碎石路》（*Byebye Macadam*）发行于 2012 年。

我们住的是栋很大的破房子，摇摇欲坠。在原本已经剥落的油漆上，我们又刷了一层廉价漆，结果可想而知，但无论如何这是我们的家。

没有人抱怨这儿的卫生条件。和医院的地板不一样，实习宿舍没有消毒过。公共卫生部曾经在我们这破房子的水管中，检测出军团杆菌。

我们不能在这儿洗澡……（编按：军团杆菌感染常常通过吸入受污染的水滴获得，感染常累及肺部，可导致呼吸困难。）

与其上医院洗澡，阿梅莉宁愿就地解决。她想出了一招：屏住呼吸，快速冲湿身体，关水，擦肥皂。重新吸一大口气，回到莲蓬头下，冲洗身体，吐气。关水，用力吸气，回归生命。只要一点体能训练即可。哪一天，也许就会有人挂掉。我们冒的险可大了。

要再等半个月才会来消毒。阿梅莉不满意，她保证要尽快找到解决方法。

七点，爬坡上医院。

每天早上我都会做埃及拜日式，这是我六岁的时候我妈教我的。她跪在我后面，把我的手臂举起来，让我的掌心面对太阳打开：

"生命是礼物，但人们很快就忘了这一点。有没有感觉到额头上热热的？感觉到光线流过你的手指？你能感觉到，就表示你还活着。别忘了。"

我在往医院的上坡路遇到安娜贝儿，她工作了一整夜。尽管眼圈发黑，人又瘦巴巴的，但安娜贝儿依然很美。

"我又做了件蠢事！"

"不要再让人搭便车了。"

她笑了笑，告诉我昨夜发生了什么事。

一般人不知道心律调节器会让火化炉爆炸。有人去世时，我们得替他取下这个装置。

凌晨两点，楼上有位女士去世了。

护士通知安娜贝儿：

"她之前要求火葬，不过她有心律调节器。"

"我会在她家人抵达之前把它取下来。你通知他们了吗？"

"二十分钟内。"

大半夜的，大家都听不太清楚，或解释得不太清楚。我朋友以为死者的家人会在二十分钟内接到通知，不过护士认为自己讲的则是另外一回事……

那一区的病房全满，有个病人立刻就搬进死者的病房去了。遗体放在担架床，被移到了走廊上。

要取下心律调节器可不容易，随着时间过去，调节器会和病人结合在一起，长出来的纤维在胸壁与调节器之间，织出紧密的联结。

安娜贝儿试了半天，用夹子夹，用力扯，使出浑身解数。

弄到整个人跨坐在余温尚存的遗体上，想要忘记也难。

最后还让死者家人在走廊里看见她坐在病人的遗体上……这该怎么解释啊！

七点过后，医院楼上。

火鸟女士现已完全转向追求生命，不断追问世界的消息。她想知道每个走廊上的骚动：

"我听到有辆救护车开出去，发生什么事了？你的实习同事涂片有没有跟着去？情况严重吗？"

她希望保有七号病房的生命。我有一大堆往事要献给她：

"到了医学院最后一学期，我的实习分成两部分，一部分在医院，一部分在章鱼·吉诃德大夫的诊所。他在 J 市开业，J 市是 M 市的郊区，M 市是 D 市的郊区，D 市则不是哪个市的郊区。简言之，J 市完全符合世界尽头的说法。章鱼·吉诃德是个好医生，也是老医生，精力衰退而且非常……挑剔。说他挑剔，不是因为他讨厌罗马尼亚人、阿拉伯人、黑人、同性恋者、叫得很大声的小孩、叫得不够大声的小孩、有纤维肌痛的人、'投机分子和接受救济的人'、总统等等。不，不是这些原因，而是他总爱说：'你知道，世风日下啊……'每天晚上实习结束，我总对全世界充满恨意。我们应该小心那些对一切都厌烦的人，这种心情是会传染的，它像瘟疫一样缠上你，给你的心添上肿大的淋巴结。有一天在 J 市，我们刚从病人的家里出来就在街上看见一位黑人妇女牵着小孩去上学。'连在这儿也看到他们……'他说，一脸绝望的表情。我想到我那领养来的妹妹，她的皮肤比孟加拉虎身上最深的条纹还要黑。那天晚上我打电话给她，要她替我生很多皮肤黝黑的外甥、外甥女。我会带着他们一起去 J 市，去好医生章鱼先生的窗外，跳着班波拉舞，腰间围着香蕉，鼻孔插着骨头，一边跳一边假装在割鸡喉咙。"

"我也去！"火鸟女士叫出来，"可能的话，我也要去！"

我伸出手，她握紧我的手。这是我们的约定。

我爱我妹妹和她的黑皮肤。我呢，由于金发的缘故，身上的毛几乎是白的，衬着她刚刚好，像约瑟芬·巴克*挂上长长的珍珠项链。她是失去父母的豹子，却让狮子家庭收养了。

---

* Joséphine Baker，美裔法籍舞者、歌手和演员，以"黑珍珠"和"青铜维纳斯"的形象闻名于世。

"我还有个姐姐，她是牙医。"

火鸟女士睁圆了眼，一脸惊恐的表情。我不禁抗议：

"为什么大家都这么怕牙医？"

"想也知道嘛，小鬼！去到一个必须张开嘴的地方，又痛得要命……一听就是很差的销售概念！"

"那是因为您不认识我姐这位牙医：身高一米六、蓝眼睛，她的微笑能让撒哈拉沙漠降下甘霖。还不止这样，如果您只有四岁，她会教您骑自行车、写诗。我可以告诉您她有多亲切，但这一点大家都不在乎。大家只需要她很厉害，问诊不痛就行；这个她也做得到。她的治疗室有个大白板，病人坐下后，她会拿出黑色马克笔，对每位病人都会先解释：'这是你的牙齿，因为这个那个原因，我会在上面做哪一种治疗。这一边不会痛，但由于这个那个原因，那一边会痛。我只能这样治疗，没有其他方法，好吗？'她转身，笑笑，甘霖落在撒哈拉。我的牙医姐姐让我学到宝贵的一课：治疗从好的解说开始。而且，要是还有超能力让沙漠因为微笑而披上绿衣，那就更美妙了。"

"你们常常见面吗？"

"嗯，周末的时候。"

我微微一笑想起上次的家庭聚餐。我平常老爱说的一句话就是："生活中总有比这更严重的事。"周围的人听了都很火，尤其是我家姐妹。不是吗，每一次总有比眼前更严重、更可怕、更悲惨的事，各人观点不同罢了。然而，强有力的生命让你在面对破坏性疾病和让人悲痛的死亡之时，让脑袋保持健全的态度，能注意到那个不起眼但又"不可或缺"的小细节。我家姐妹做蛋糕忙了一小时，最后却不小心翻倒在地上，破口大骂。

那一刻我想到了火鸟女士，便说：

"没关系，生活中有比这更严重的事。"

两姐妹向我投来凶狠目光。

她们知道我说得没错，但那一刻对她们来说，没有其他更严重的事了……不过我也在场啊，我和她们都在厨房，我们都活得好好的。那一天就是要让我们再试一次，把一切清理干净，重新来过。时间既没有虚耗也没有浪费，因为那是我们共度的时光。

天底下有上千个七号病房，病房中有上千个病人，他们会非常乐意把蛋糕翻倒在地，和自己心爱的人重新再做一个。

同一时刻，医疗急救队出动了。

车上有四个人：

· 宝嘉康蒂酋长，极度专注；

· 碧姬，准备针筒，没有发抖；

·救护车司机,充满自信,全速前进;

·涂片,正把电极片夹在导线上,准备贴在病人的胸部上。

她的手有点抖,因为无线电另一头的消防人员不断在说:"男性,五十四岁,交通事故造成心跳停止,头皮大范围伤口!"

同样的句子以同样急迫的语调再三重复:"男性,五十四岁,交通事故造成心跳停止,头皮大范围伤口!"

结果涂片也在心里不断重复:"男性,五十四岁,交通事故造成心跳停止,头皮大范围伤口!"

不过她的心里话还多了这句:"你办得到,你办得到,你办得到的!"

涂片只想救人,而且非常希望以此开始她的一天。

司机刹车,门开了,急救队投入战场:酋长进入印第安大神模式,碧姬是双手各持一管针筒的机器战警模式,涂片则是划了痕的光碟模式:

"你办得到,你办得到,你办得到的!"

突然,宝嘉康蒂举起拳头,全员停止动作:

"不用赶了,结束了。"

她把掉在地上的一片肉指给大家看。

"那是什么?"涂片傻傻的毫无头绪。

"右大脑半球,"宝嘉康蒂酋长冷静作答,然后转向其他消防员，"是哪个**蠢货**说这是头皮的伤口？"

接着再转向涂片说：

"听好了，医疗有其极限。我们在三种情形下放弃急救：明显解体、肢体僵硬，第三项是什么？你还记得吗？"

"头部与颈部脱离超过……我不记得几厘米了。"

宝嘉康蒂用恶狠狠的眼光扫视在场的消防员：

"三十厘米，但是要小心，人有的时候会夸大不实……"

接近八点，楼上，七号病房。

"你在医院的外号是什么？"

我一阵脸红。

"有好几个。目前的外号是'朋友三千万'。"

"为什么？"

"因为我最近几次出急救任务时，遇上的一些奇怪现象，都和动物有关。"

她拍拍手：

"说来听听！"

"不是什么愉快的事……"

她耸耸肩，又拍了一次手：

"快说！"

也罢，是你逼我的。

"以前有好几年我一看到狗就吓得要死。有一天我和急救队出任务，去救一个癫痫发作的三岁小孩。我们到他家时，小孩已经抽搐了二十一分钟，食物全都吸入肺部，快要死了。"

我停止叙述，我不要跟她提到遭受打击的母亲、碧姬的英勇举动，以及救护车司机的悲痛——这位可靠的男子汉当时流露出颓丧的眼神。

我说起那个三岁小孩有只体型庞大的杜宾犬，它是巴斯克维尔猎犬 * 和热沃当怪兽 † 的杂交。

"它一声不吭地迎接我们，尾巴收在两腿之间为我们开路。来了五个人，但看门狗没有表现出任何骚动。不止这样，它还哭了。它在窗户后面绕过来绕过去，呜呜咽咽地看着我们围在它的小主人身旁，用爪子扒，不停地呻吟。"

它已经猜到一切都结束了，它比我们还早知道，甚至早在命运降临之前。这真是令人心痛，又神秘得不可思议……

我不喜欢这么戏剧化的情节，于是我说：

"到了这个点上，我一定要提一下碧姬……为什么兰博会绑头带，因为他是女的，而且名字就叫碧姬！（编按：

---

* 出自柯南·道尔《福尔摩斯》系列的一篇故事。

† 如狼的怪兽，以人为食，出自法国十八世纪的传说。

兰博是美国系列电影《第一滴血》的男主角，退伍军人。）

　　"褐色的鬈发绑着发带，头发下面是腼腆的微笑，非常温柔的护士，身怀安抚人心这项罕见的优点。她说的话、营造的气氛、一举一动，都让人感到安心。怎么办到的？不知道，但是小子我从中看出一丝魔力。

　　"她能把所有不好的一抹而去，和她在一起，我们觉得自己的表现没那么坏。

　　"还有一次也是非常艰难的任务。有三个男的：救护车司机、医生和狮子头在下我。一个女护士：碧姬。一个病人：四岁小女孩，穿着蓝色连体衣，盖着两床被子。那一天，三个男人全都傻掉，遇上坏时机、坏日子、坏业力。我们就像受到惊吓的儿童，施暴者是某个叫作死亡的东西，似乎已落在那个四岁小女孩的身上。

　　"是碧姬出手掌控局面的，她束紧发带，直盯着那具令人遗憾的躯体，咬牙的动作犹如《异形二》中西格妮·韦弗饰演的艾伦·雷普利对怪物说'离她远点，婊子！'这句经典台词的刹那。碧姬的每个动作，时间拿捏精准得近乎完美，像是在说：'不是今天！'

　　"她下达指令，准备好混合输液，插入导管，拍打静脉，第一针就进去了，好像当头一枪。爆头。在这场艰难的战役中，她是突破重围、耀武扬威的上校。

　　"碧姬。护士。一头褐色鬈发束着发带。

"至于头发以下则是完完全全的战斗机器，跟死神对抗着。"

火鸟女士很担心：

"你们有把他们救起来吗？穿蓝色连体衣的四岁小女孩？还有小癫痫病人？"

"当然！他们现在好得很，多亏了碧姬。"

我撒谎了。管他呢，结果最重要，我不要让她难过。就让她相信奇迹确实存在吧。我立刻继续说下去，因为谎言要能成功，秘诀在于不要一直绕着它转：

"'有爱动物的奇特行为'系列续集。我以前很怕狗……而且我恨鸟，总觉得它们羽毛底下很脏，小眼睛流露出仇恨的神情……直到难忘的这一天：正午，我们在替一位八十三岁的老人急救，由我进行按摩，全神贯注毫不松懈。宝嘉康蒂酋长则在我身后。这时有个可笑的啾啾声每隔三秒就会发出，准得很，听起来很像生日音乐贺卡发出的那种尖锐的声音，就是那种打开来才会有的电子音乐'啾啾啾'。

"我问消防员：

"'你们可以把那东西的插头拔掉吗？'

"'可我们又不知道那是从哪儿来的！'

"又来一次'啾啾'，直接钻进两侧耳膜，在当时那种情况下实在不太适宜。我转头去看'可靠男子汉'，我们的救护车司机，他有本领能在十分四十三秒内，把大家从相距三十四公里的 A 点载到 B 点，而且不会让人想吐（但是冷汗直流……）。我开口骂了：

"'妈的，真受不了。'

"不开玩笑，有**人**快死了，但是我每按摩一下，就出现一声滑稽的'啾啾啾'。

"宝嘉康蒂宣布：

"'停，不用再做了。'

"就在这时，'啾啾啾'也停了。干净利落，再也不响了。

"'总算！还知道停……'

"我站起身，'可靠男子汉'脱掉手套，碧姬开始收针筒——没有派上用场，因为病人死了。

"窗户旁，一叠书的后面，有只滑稽的金丝雀。它在栖架上走来走去，十分迷你的黄色小球。

"战斗已经停了，结束了，它也就不再唱了。原来不是电子的，是有机的，不是扫兴的唠叨，而是鼓励。

"以前我不喜欢小鸟，也许是我错了。"

火鸟女士点了一下头表示同意。毫无疑问，我就像那只鸟，我的故事就是电子音乐"啾啾啾"，督促她活着。

我继续说：

"灾难发生时，蛇会拍打自己的玻璃缸，大象会逃走，青蛙会停止交配的行为，就连蚂蚁都会在下葬的时候从土里跑出来，只有人类毫无反应。在庞贝城火山灰下的石躯壳中，还有彼此拥抱躺在床上正在做爱的。这事告诉我们什么呢？我们比青蛙还笨。"

"这事告诉我们什么呢？火山真让人受不了！应该瞄准火山把水灌下去，应该要有火山灭火器才对！"

我们谈到旅行，她说自己绝对不搭飞机：

"我讨厌飞机。这种空中的大鲸鱼，行不通的。大家却都相信，大错特错……"

她一直很怕飞机，怕搭船，旅行只坐火车。有一次，火车的悬吊系统着火，她的那节车厢脱轨而她正在睡觉。没有人死，但有人受伤，从此她不再搭乘任何公共交通工具。

"如果我敢搭船的话，我会去非洲，去肯尼亚看长颈鹿的脖子弯向地面。非洲，真令人赞叹，是万物的发源地。自从托马的爸爸走了以后，我一直梦想有个高大的肯尼亚男人，带我去热带草原，把我的身体从头到脚好好地摇一摇。"

"乌班图医牛是塞内加尔人，他可以'震动您的世界'，他向实习医生提供这项服务哦！咱俩一定可以说服他！"

"说服他？"

她指一指自己的袍子，袍子下是因病隆起的腹部以及干瘪的胸部：

"就凭这样的身材，谁能拒绝呢？"

自嘲是她仅余的自由。在她目前的生活中，找不出什么有趣的事。

九点，楼下。

从现在一直到中午，我都会在急诊科的UHCD。这个缩写跟瑞士银行没关系，它的全名是"短期住院医疗病房"。我们把"里外不是"的病人送到这儿，因为送到正规科室嫌太早，但又稳定到不能继续待在急诊科。我喜欢UHCD，因为在这里每个故事都有结局。不像急诊科其他地方，病人来了然后又走了，可能回家，可能转去某个科室，我们不知道后续发展为何。是生？是死？痊愈了？还是恶化？都是谜……最糟的是，我们不知道谁是罪魁祸首。是葡萄球菌还是链球菌？急性胰腺炎还是胆囊炎？诸如此类。都属《妙探寻凶》里的无解谜团。

然而，在UHCD，我们不仅知道是"谁"，也知道"怎么发生的"：是蜡烛台、绳子，还是马蹄铁*。一切都有答案。

我叫我的第二个病人鲁滨孙。这人被困在荒岛上，荒无人烟。他是十八岁的倒霉司机，中了欧洲百万乐透的多

---

* 都是推理桌游《妙探寻凶》里的凶器。

处骨折奖。

他的身体成了一袋骨头，摇一摇会发出"丁零——丁零"。

今天上午就给他动手术。

夜班护士说：

"他想要他的电话，打给他女友。他头脑不清楚了，他不知道……他跟我说：'幸好车子里只有我一人。'你能想象这种事吗？"

没办法，我太笨，想象不出来。没人想象得出来。

"你要去看看他吗？"

我不想正面回答她：

"他情况稳定吗？"

"稳定。我们正在等手术室准备好。你想不想看他？"

"不了，今天上午不去。"

我不想去看鲁滨孙，十八岁，二号病房，躺在病床上，汽车司机。

鲁滨孙，摇一摇会发出"丁零——丁零"，不停地跟医护人员说："幸好车子里只有我一人。"

失忆症，常见于颅部创伤，或经历重大灾难所致。失忆，但不至于让十八岁的年轻人忘了他刻骨铭心的爱，即使这个年纪的爱从来不会持续太久……

他女友也坐在车上，十七岁，当场死亡。

（更正：在 UHCD，偶尔也会出现无解的情形。）

我想着鲁滨孙。我真是笨蛋，每次开车都超速。我总觉得自己会发生车祸，很年轻就死了。没错，很蠢的念头……可我就是确信有一天，这事会落在我头上。

我把它说给七号病房的火鸟女士听。

她向我丢出阴郁的眼神。这里的濒死之人，是她！在这小小的人间剧场中，各人有各人的角色。她希望我享寿百年。

"你要多小心。"这是她对我的要求。

我开车很没规矩，朋友都说我"像在赛车"。其实是又猛又吵。

最近这三个月，只要有人坐我的车，都很惊讶于音乐的音量：

"你听音乐都这么大声吗？"

"呃，没有啦……"

自从我在姑息治疗实习以后才这样。有的时候，我甚至会在等红灯时跳舞——也许"做手势"是比较恰当的说法——像个嗑了药、兴奋过度的疯婆娘。我不在乎。这难道是我在姑息治疗六个月唯一获得的感悟？如果能把音乐开得超大声，那就把音乐开得超大声吧。而且此一感悟不光是关于音乐，别的方面也一样……能跳踢踏舞的时候，就跳你的踢踏舞，即使是在医院的走廊上，就算会让你在保洁员的眼中尊严尽失，只要不去想七号病房的女病人，什么都好。那就来段搏击侧步，去悬崖上跳舞吧。

不开玩笑，如果哪一天，你们在等红灯时遇到个疯子，他在银色的小汽车里跳舞，请别和他计较，因为那可能是我。或者，比宽大为怀更赞的是，你们也在自己的车里舞上一段。

我会先用嘲弄的口气对七号病房的病人说："我不是听从您的建议了吗，我跳舞，尽情享乐。"然后再好好地把事情说给她听。

她就会平静下来。

接下去我会讲笑话，关于医学生和独眼妓女以及穿短裤的侏儒，吓一吓她。她的大眼睛会颇为愤慨。就算大势已去，她也逃不过我的冷笑话。

十点，UHCD。

鲁滨孙让我的心情如灌铅。我走进隔壁的病房，肖邦先生，八十六岁，因为胸腔痛住院。检查没问题，超声波没问题，诊断没问题，但预后不良。而且我从没见过有人知道自己主动脉剥离无法动手术还这么高兴。

他的脸上带着微笑。我们"大略"解释给他听，他的主动脉随时可能裂开，血液会流进腹部。他又笑了。

他有没有痴呆？护士们不知道。躺在床上的他，看起来对自己的命运很满意。

他女儿在电话另一头：没有，肖邦先生不是疯子，他头脑好得很。

那么他为何没有被击倒？

肖邦先生，八十六岁，表现得有点像年轻人，因为他满脑子都是爱。

历经六十四年的婚姻之后，他太太在九天前去世。

而我，天真得可怜，瞎操心一场。我已经让他知道，服丧不用服太久了。他的剥离不在主动脉，而在他的爱。

现在是早上十点，让我们回顾一下出场的演员：

· 跳踢踏舞嘲笑死神的年轻实习医生；

· 恋爱中的小伙子，即将面临心碎的一刻；

· 恋爱中的老头子，很高兴自己的心就要爆裂；

这时若提到常驻医院的几位神祇，那是再合理不过了：

· 我的右方是"年轻爱侣之神"：漫不经心，神力平凡；

· 我的左方是"年长爱侣之神"：温柔亲切，仁慈宽厚，促使服丧老恋人的主动脉在胸腔剥离。

死亡在这两种情况里都是赢家，但手法高低有别……

过了一会儿，我去看艾潘妮·白锡，九十二岁。她昨天晚上跌倒，头撞到家具。我们年轻的时候，家具最爱招惹大家的脚趾头，等到年纪大了，换成脑袋成为各种柜子边角的首选美食。

老太太惊慌得不得了。

为什么？

因为她不仅全聋，双眼也已失明。

想象你一觉醒来，独自待在陌生的地方，眼前一片黑暗……有人碰触你的身体，但你不知道那人是谁……有人跟你说话，但你什么也听不见……

我往后退，她正躺在床上，我伫立着，不知道该做什么。

安抚她？她听不见。就算我在她耳边两毫米的地方大吼，她也无动于衷。

拉着她的手？她不知道我是谁。她待的那个地方，天暗下来已经很久了……让我这陌生的手去抓住她的手？

不行，没办法。

她摇动她的头，往右再往左，身体也在晃动，十分不安。

我能采取什么行动呢？

就在此时，有人轻轻敲敲门。是她的先生，一位优雅的老人家。脸上青了一大块的老太太和这位戴帽子的先生结婚七十一年了。

九十二岁的艾潘妮，全聋，双眼失明，露出高兴的微笑，把头转向房门：

"啊，你来了！"

她看不见他，听不见他，但她知道他来了。他的出现让她安心，让她开心。

"啊，你来了！"她又说了一次。

这绝对是今天早上最动听的一句话。

十一点。

就这么巧，今天上午老人家们像说好似的都来医院报到。埃及的第八个灾难*，蝗虫带着步行器大举入侵。对此我没什么意见，只不过接下来还有两个病人，我这样会没时间爬上六楼大吵大闹，因为火鸟女士不吃饭……

我打电话给涂片，昨天接下乔治雅·金枪鱼的是她，我现在需要更明确的细节。老太太八十八岁，昨天晚上由她的家庭医生转来我们这儿，他在电话中告诉涂片：

"我没时间为她做检查，但她女儿提到几个很奇怪的举动，让我想到某种精神错乱综合征。不过以下几种可以排除：水电解质失调、便阻塞、排尿障碍，或是脑中风……"

涂片回答他：

"没问题，交给我了。"

---

* 《圣经·旧约·出埃及记》中记载上帝在埃及降下十灾，第八为蝗灾。

乔治雅来了。一脸茫然。甚至可以说是非常茫然。

涂片对这种茫然很熟悉，短短十二秒她就看出了症状，转头对宝嘉康蒂酋长说出诊断结果：

"女病人，八十八岁的这一位，醉得一塌糊涂。"

病理检验报告给出确凿的数据：血液酒精浓度三点六克。

奶奶体内的酒精含有一点血。

等到我十一点为乔治雅做检查时，她已经好多了。她正慢慢地从酒槽里退出来。我打电话给她女儿，她回答得斩钉截铁：

"我妈八十八年来从没喝过一杯酒。"

世上没有超能力，例如乔治雅年迈的胃，就没有过滤威士忌的能力……

我握着她的手：

"我说，乔治雅！发生了什么事？！？"

她连声道歉：

"我真丢脸。昨天我在家里想起两天前去世的朋友。我觉得好冷，又很难过，我找到这瓶白兰地，我以前从来没有喝过酒。我喝了一口就觉得不冷了，喝到第三口就不难过了，到第四口之后，我就什么都记不得了。我很后悔给大家带来这么多麻烦……"

"没关系，乔治雅，真的没关系！"

她继续道歉了好几次，这下子换我不自在了，我不喜欢老人家因为感到孤单而道歉……

"我头好痛，这样正常吗？"她问我。

生平第一次宿醉和满脸的皱纹……我们可以把老太太的头改造成很漂亮的手风琴风箱。

十二点，楼下。

上午结束了，我找不出时间上楼看火鸟女士。我从UHCD出来后，又回到急诊科的岗位。打电话给白雪，她和火鸟女士在一起，我说：

"下午晚一点我再过去。这里快满出来了，所有老人都来了。他们以为今天举办古稀人士大会。她怎么样？有吃饭吗？"

"还是不吃。"

"你凶她了？"

"一点点。"

"一点点不够。你要这样说：如果她不把那个该死的营养补充剂吃下去，就等着听我咆哮好了。我才不在乎她饿不饿呢。强迫她吃。"

顿时一片尴尬的沉默。

"我不能待太久,"白雪说,"涂片会来轮班。她听说这件事了,昨天晚上还写了她自己的医院小故事。"

"那你呢?"

"我从来就没什么故事好说,所以拿你的笔记本来念,有关你第一次做血气分析的那个。"

"很好。那个很好笑,就是要说好笑的故事。你要让她大笑,等她嘴巴一张大,就把多种维生素丢进去。"

我挂上电话。想起那个故事我笑了出来。

大河先生七十八岁,我得从他的桡动脉抽血。第一次"血气分析"就像第一次性经验,既无法避免,通常又很痛,偶尔还会失败,不过,只要摆脱了处子身份,我们会顿时感到舒畅,接着还想再来一次。

于是,我手握针筒,准备虐待好好先生大河的手腕,就在这时有人来敲门。我心想:"太过分!想在这医院静静地献出第一次也有人吵!"于是我说:"请进!"

哟!大河教授来了,他是医学院的大教授,附带身份是我新任科室的主管……哟!他拍了大河先生的手,在他头上亲了一下,问他最近如何。哟!大河先生和大河教授都姓大河……

"他最怕看到针头。你帮我父亲抽血的时候我想待在旁边,这样会不会打扰你?"

我心想:"!#$%&@啊呃呃。"用最贴切的文字表达出来就是："您都开口问了，那待会儿是不是还想拿根鞭子抽我？"

但是我说："当然不会，您太客气了！"

两分钟后，我在下到化验室的电梯里，举着针筒挥过来、挥过去，如同受到自由引导的人民在挥动旗帜。

我不敢说大河先生被我抽血时很快乐，但我的动作很利落，血一下子就出来了。

电梯门打开，助理护士看到我正在跳桑巴。乐呵呵的我像个开窍的蠢货。

下午两点，楼下。

我看一看时间，楼上有我朋友守着，她正在说我们的故事。于是心情平静的我继续埋头苦干。

有个神秘现象一直在困扰着急诊科：有时候一整天尽是肚子痛的病人，姑且不论诊断为何（急性盲肠炎、乙状结肠炎、胃溃疡等等），全是肠胃方面的毛病。第二天就轮到脑中风集会游行，满眼尽是紊乱的神经。接下来出场的是脚踝扭伤、手臂扭伤，甚至股骨断成两截。

每天都有主题，统计学家应该关心一下这个现象。仿佛疾病乘着同一种颜色的浪潮袭来。

无法解释。

如果星期一是小儿医学，今天就是老年病学。

老年病学：看起来好可怕，感觉就像干掉的蛋糕被人忘在柜子的角落。就跟老人一样。大家把他们寄放在养老院里，然后把他们忘了。到了夏天，就让他们慢慢憔悴，然后死去。他们好惹人厌，和他们在一起好沉重。他们好碍事。这个社会以每小时的生产力为个体作出评价，对老家伙会有什么期待呢？没有……这种现象不过是提醒我们，人类，就算有了文明，就算因为拥有所有科技与医疗技术而强大，末了仍然只是进化了的猴子，走到生命末期会尿在身上。

变老是件严重的事，光是站着就累。地平面向我们张开手臂，我们任由自己倒下，两足重新变成四足，在进化的阶段中逆向爬行。最后睡成了母猴子或黑猩猩。

我喜欢老人家。好感无止境。再说了，即将结束的这一天会给我两个很好的机会，让我想起重新变成猴子有多美。

晚上六点，涂片，四号化妆室。

涂片被说故事先生叫过去，他九十八岁，体内住着两个老头，一个便秘一个痴呆，他就困在中间。

四号爷爷想说话，但涂片很犹豫，没时间，也没心情……

她已经答应我要上楼陪七号病房的女病人，不想迟到。

于是她决定丢硬币。字朝上，她坐了下来。

涂片二十七岁，成就过几件美事，有过几件败举，交过好几个男友，拥有无数美好回忆，还有几个患难之交、一个银行账户，以及一枚做决定的硬币。日子过得顺心如意。

说故事爷爷说：

"我会说法语、德语、波兰语和意第绪语，第二次世界大战快结束时我在波兰。"

涂片的心抽了一下：波兰，让她很有感觉。第二次世界大战也是。

"那时的语言学家可不多见。我干什么活儿呢？我受居民委托去每个小镇寻找并指认失踪的人。"

涂片仔细听着，脸色惨白，一动也不动。

"我替那些尸体调查他们的出身，为他们放上名字，把他们还给家人。小朋友，把他们从烂泥和遗忘之中找出来是件很重要的事。"

时间凝结了。

我的实习同事仔细听着关于出身的这段叙述，心里乱糟糟。她父亲那一边的家人就埋在那儿，在波兰结冻的泥土中。

晚上七点，楼下。

一天接近尾声，来了个雕像先生，八十六岁，在医院走廊等待有段时间了。我不知道他为什么会在那儿。我的工作即将结束，急着上六楼去。此时正在照顾前额受伤的马德连先生。我从雕像先生的面前走过来又走过去，却没怎么注意他……他得等我缝完现在这一位的头皮再说。

不过，他显然并不赞成，因为他抓住我的上衣，颤巍巍地说：

"听我说，年轻人，我得去替橄榄放水了……"

正在赶时间的我抬高了音量，就像大家对所有老人家说话都会抬高音量，即使他们耳朵没聋也一样：

"这里是急诊科。您待会再去做园艺！"

"不需要叫那么大声啦，我又没聋！我不是在说我的菜园（他用气呼呼的食指，指了指自己的下面），我想去小便啦！"

啊，原来是这两颗橄榄……

我打电话给涂片，跟她说走廊上的园丁的事。她把它转述给七号病房的女病人，我听到她俩在电话那一头笑。

"还好吗？"

"交给我了。"

这就是涂片和她最爱的口头禅，无论处在什么情况都可以交给她。

"我要跟她说上次那件事，就是有个奶奶被你迷住的那一幕。"

"说的时候请秉真处理，不然我就告诉她你外号的故事……"

"我根本不懂你在说什么……至于真或不真，是你要我逗她笑的。我喜欢你那故事，每次想到就会笑。"

多情奶奶的故事，发生在结束了一起特别艰难的医疗急救任务之后。当时我的脸拉得很长，涂片想振奋一下我的士气，挨上来对我说：

"跟我来，我有个病人很亲切，很爱唱歌。"

宇宙女士，八十九岁，痴呆，在她的病房唱起法国国歌迎接我们。

被任务搞得抓狂的我，开口和她一起唱，还手牵着手呢。涂片也加入了。然后宇宙女士出其不意改唱起《啊，美味的白色葡萄酒》，这首我就记不得歌词了。

我们想尽办法跟着她唱，随便乱唱。那个气氛啊！最后，宇宙女士不唱了，盯着我一直看，把她的脸凑近我的脸，大声说：

"噢！他好帅！我的天啊，他好帅噢！"

我呢，继悲剧任务之后，很高兴能讨这位八十九岁痴呆奶奶的欢心……快乐就是快乐，无大小之分（萨德*不就是这么说的吗）。

"这绿色眼睛啊！好美的绿眼睛，真的……"

然后，当着大家的面，也当着以美好绿眼睛为荣的我的面：

"依我看，他的下面很小！"

众人大笑。接着宇宙女士还就我的生殖器官，作了解剖般的详细描述……

我还是见习医生的时候，曾在老年病科接待过一位很有名气的建筑师，那位女士很优雅，身材圆圆的，很符合弗拉梅尔这个温柔的名字。

那时我二十四岁，对于"老年"只有很模糊的概念。埋首研究病历的我，听见门被打开的声音，推进来的是担架床上的弗拉梅尔女士。她处于世界的水平面，躺了二十八小时才被人捡起来。

弗拉梅尔女士和我，我们一拍即合。虽然照顾她的人是我，但她对所有的工作人员都很温柔，就像是让地中海的阳光烘照过的无花果，带着皱纹。她的孩子为她带来草莓和巧克力，她全都转送给我们。

---

* 指萨德侯爵，法国贵族，色情和哲学书籍作者，以描写色情幻想和社会丑闻而著名。

住院第二天，她就坚持要坐轮椅。

我们把她圆滚滚的身体翻起来移向轮椅，她抓着我们的手臂，我们拉的时候她就用力，和我们一起喘气，帮助我们进行这项壮举。

用力！用力！大家一起努力，成功了。

于是，她进入了世界的第一层楼：轮椅。

一个星期后，她受够了，轮椅—床，床—轮椅，她还需要更多。她还想做出垂直面，自己脚下的垂直线，抓住世界的轴心线，靠在它的上面。

用力！用力！

她办到了。千难万难，但她办到了。她站得直直的，世界的第二层楼。她踏出了第一步。隔天，另外一步。一个星期后，她能走路了，独自上下楼。

有一天，她来找我：

"您可不可以帮忙拿一下我的行李？里面有件毛衣。"

她在医院前面散步。对我们来说，那儿是入口；对她来说，那儿是出口。她攻下了"神殿"，唯一仰赖的力量是她的意志力。我看着她散步，跟她说她真了不起。

然而不久之后，我却让弗拉梅尔女士从高峰坠入谷底。

我坐在她身旁，拿出一张很长的纸，上面有很多格子和图画。为了评鉴她的认知能力，必须做这个测验。

"这是什么？"

她笑我为她做的解释。

"年轻人，这方面是没问题的，我还没有变成老傻瓜。"

第一题：

"我们在哪个城市？"

她耸耸肩：

"这个游戏我每次都玩不好。"

一向直视说话对象的她，低下头看着自己的脚。

"现在是哪一年？"

"二○○三？不，等等，二○○六？我……"

微笑不见了，她迎上我的目光，一脸溃败的表情：

"我记不得了，年轻人。"

我痛恨自己对这位女士所做的事。

晚上八点，电梯里。

我帮马德连先生缝好了。遇到他……感觉很奇特……击碎了我胸骨后面那小而柔软的教堂。

今天一大早从七点半开始工作，第一位是九十七岁的老太太。除了荒岛上的鲁滨孙之外，病人一个接一个全是老人家，直到晚上八点，插进来一个扭伤脚踝的小男生和一个肚子痛的小女生，我差点要翻脸。

然后我推开四号诊室的门就看到了他，马德连先生，躺在担架床上，头部摔伤，清澈的蓝眼睛。迷途的老斑鸠，他让我心情大乱，顿时忘了正在呕吐的十一岁女孩，以及脚踝有难的小足球队员。都是因为他的香水；马德连先生闻起来像莫伊兹，我爷爷。我替他缝线的整个过程，他以为我是在为他服务，其实他不知道其中的真义：他给我的，远超过我为他做的缝合。普鲁斯特的马德连先生*让我有幸重新成为六岁的小孩，坐在老莫伊兹的膝盖上。

四号化妆室，在二十四分十七秒整的时间内，把我的爷爷还给了我。那个人，带着阁楼、整齐的衣橱、木制唱机和古龙水的气味。这一天的主题出现了："我年过九十，决定上急诊科庆祝……为了提醒无精打采的实习医生，要他知道我们所有人，永远都是某个老头膝上的小男孩。"

晚上八点过后，楼上。

心情尚未平复，我在虚掩的门边听到火鸟女士问涂片：

"发生了什么事？"

女病人哈哈大笑。

我一进去就看到餐盘上的食物一点也没碰过。

"她不吃。"法比安在走廊上很抱歉地说。

---

* 普鲁斯特名著《追忆似水年华》中的主人公借由玛德琳蛋糕和热茶的气味，想起了过去的时光。

我呢，我真想把病人抓起来摇一摇。

楼下住着安娜贝儿的病人，黑洞太太（银河王），她就吃啊。一人吃掉四人份。火鸟女士谁的份也不吃。可是食物就是生命，只要你吃，你就还在人间。喂饱的肚子是往身体深处抛下去的锚。

"您打算如何维持下去？您这样软趴趴地躺在床上，不吃不喝，只要有些阳光您就满足了，好像绿色植物，靠着光合作用活下去。明天您恐怕连阳光都看不见，变得和海星一样没有活力。这是您要的吗？变得萎靡不振？"

我抓着她摇一摇，她一点反应也没有。更气人的是，她还开玩笑。我的谴责从她微仰的鼻尖上弹回来。

真让人抓狂。

"楼下都还好吗？"她转移话题。

我很想再教训她一番，但也只是白费心力。明天重整旗鼓吧。

今天的主题是："我年过九十，决定上急诊科庆祝"。不过，最后来问诊的朱勒与茱莉除外，他们都是十四岁。两个人正在亲亲抱抱的时候栽了下去，朱勒摔倒在自己的手腕上，茱莉倒在朱勒的身上。没什么大不了的状况，他俩还年轻，身上没有樟脑丸的味道，小情侣窝在一起是幅感人的画面。我问朱勒问题的时候，两个人在那儿逗来逗去，她把手伸进他的头发，他把她拉过来，把头埋进她的胸口。

此情此景只差一片葡萄叶、一座大花园、一棵苹果树和一条阴险的蛇。

等我把男孩的 X 光片拿回来时，两个人抱在一起，他正数着她右手的手指：

"一、二、三、四……"

我觉得应该有五根，不过我让他数完，一边叹息："十四岁的恋爱看起来太傻了。"

我咳了一声宣布进场，他俩抬起头。

"茱莉，好消息！没有骨折！你男友只要上个夹板就可以走了！"

茱莉看起来很惊讶：

"我男友？"

"就是朱勒啊……他的手腕没断。"

"您以为朱勒和我在一起？"

（难道不是！还是你们只是在复习解剖学，傻蛋！不就因为这样最后才会有小宝宝掉出来……）

她又说：

"互相摸一摸不代表我们就在一起好吗！"

朱勒做出完全赞同又略带不屑的表情，仿佛我一点也不了解生命：

"茱莉，她是我最好的朋友！"

于是，我跟自己说："年满二十七却不再了解年轻人的想法看起来太傻了。"

我觉得自己老了，而且很可笑。

我说了一堆，火鸟女士睡着了，也该是我回宿舍的时候了。我悄悄地站起来，离开病房以前，我转身看着她，看了很久。

就算我一直看着她好几个小时，也不会有什么改变。

她永远不会变老。

第四天

《因为》

西斯托·罗德里格斯 [*]

接近八点，大楼前。

外面很冷，里面很闷。医院里到处是声响，无处不在动。医护人员跑动，烦躁的人躁动，离心机轰动，电脑闪动，打印机转动。在这儿，即使死亡也在运动：尸体被抬起来，移到别的地方，经过清洁之后肛门要粘上塞子，预防内部液化。遗体成了活人手中的娃娃，活人则屈服在紧凑的时间与超级系统化的工作下。

我们真想站在走廊的中央，一举手让一切停止。打印机、电脑、离心机全都别动。来根巨大的手指放在大楼上，让振动瞬间受制，让寂静降临。这当然是白费心思，因为白色的外衣只会发出白噪音。

时间到了，我进去了。

---

[*]　Six to Rodriguez，美国民谣歌手，歌曲《因为》（"Cause"）收录在他 1971 年发行的专辑 Coming from Reality 中。

八点，急诊科。

安德雅，六十六岁，在急诊科入口等我。

"发生什么事了吗？"她问我。

前一晚的超时工作让我的脸色很糟，不过她还是吻了我的脸颊。她曾经说过我很帅，我相信她，她的年纪接近我的三倍，又读过很多书，知道自己在说什么。

"很好，没事。"

我常说谎，而且说得很糟。为了接下来四十年的职业生涯，我得多训练训练。

我会很怀念和安德雅的这些短暂的对谈……她和我，我俩是战友。去年冬天是我们生命中最难以忍受的时光，我们共同打了一场仗。我知道她的战役，但她不知道我也在作战。

安德雅纤细，有教养，机智过人。她弟弟被诊断出罹患重病。

我们刚认识的时候，她有许多怀疑：

1. 我是实习医生——也就是说，还不是真正的医生；

2. 我看起来很年轻——所以，不太靠得住；

3. 她爱她弟弟——因此，她要为弟弟找到市面上最好的一切。

简单地说，我代表的是不甚高明的组合……如果我是她，我也会觉得自己启人疑窦。

为了她，为了让我变老，我留起胡子，穿上名牌衬衫，戴起了粗框眼镜。

勇敢的安德雅……家族的掘墓人，她已经送走了她的爸爸和姐姐。

不过她仍然很坚强，陪伴在她五十三岁的弟弟身旁。

一天又一天，问题一个接一个，病情恶化再恶化，我们谈过了，尽"最大"的努力让她弟弟减少"不舒服"的感觉，虽然他的体重仍然不断下降，病痛不断增加。

然后，有天早上，很意外地我们竟然谈起了别的事，文学、诗、旅行。当然还是会谈到她弟弟，但也有其他……我们会对病人、偶尔对他们的家人产生感情，我应该要学着冷漠点。也许。

漫长的三个月冬天过去了，她对我表示出信任。我可是多了胡子、老头眼镜和骚包衬衫啊。这身行头让安德雅放心，我看重的是这个。

最后，她弟弟上到云里骑乘彩虹小马，终得安息。

安德雅和我吻脸颊，但称呼我"您"。她很世故，但不势利。

"这个是给您的，我花了很长时间才鼓起勇气再到这儿来。我想亲自把它送给您，和您告别。"

我收下她的信，并纠正她的用字：

"要和我说'再见'。告别、永别，只有在大家认为永远不会再见的时候才说。名字和用字，十分重要。我们还会再见面的。"

"我不知道该如何向您道谢，所以把它写在信上。再见了，年轻人。您可不要改变啊。"

有时候，一见钟情让我们谈起了恋爱。有时候，一念之间让我们误解了友谊。安德雅走远了。她曾经在漫漫冬季里当过我并肩作战的战友。

我打开信封，尽是对友谊的宣告。我不知道该把文凭收在哪儿才好，但从今晚开始，安德雅的信会供在我的书桌上。

在我九年的实习医生生涯中，是她，让我获得最大骄傲，她是我履历表中最杰出的一行。

"我们打输了这场仗，"她在最后写道，"但因为有您在我身旁，尽管败下阵来，我知道自己的痛苦得以缓解。"

八点过后，楼下。

昨天我曾经抱怨没看到什么小病人！不过那是在小魔

鬼出现之前！亚迪安，六岁，喉咙痛。亚迪安是个活生生的教训，告诉我们千万别忘了保险套。亚迪安个子很小，小到连他的头发都有脚丫味。他如果今年冬天要滑雪，可以钻进雪花球再晃一晃玻璃幕墙。

"你觉得还好吗？"

他不回答，他妈跟他说："快告诉医生你觉得怎么样。"

"我不跟这么矮的医生说话！"小鬼指着我。

更正：如果他想在冬天以前滑雪，他就给我钻进雪花球，我来负责丢。

他妈又说："亚迪安，不可以这样说话！"

我心想："是，我确实不是很高，但我们要是打泥仗，我还是会打赢的，你这小笨蛋……"

我对他妈妈说：

"把他带过来，我们来量一下身高体重。他儿童健康簿上的资料没有更新。"

我重新燃起热情，希望能搭起沟通的桥梁：

"一百十一厘米！很好喔！"

"嗯，再一年，我就会超过你！"

我在心里说得很大声："就别让我先打断你的腿……"

检查完毕。由于我不记得驱魔的拉丁经文，所以我说：

"好，没什么问题，只是扁桃体有点发炎。"

他妈妈开始收东西，小鬼用嘲讽的口吻说：

"再见，矮子医生。"

就在此时，我内心闪过一个念头："小朋友都来了，何不趁机追加个疫苗？忘了就太蠢了。那就破伤风吧，真有你的……"

但我们不能违背自己的职业操守。

以后要注意了，一定要记得驱魔的拉丁经文。"滚开，撒旦！"就够了。

下一次要是再让我碰上某个亚迪安，而这句经文不足以镇住恶魔的话，我会好好在他面前，直视他双眼，一字一句清楚地对他说：

"你被骗了，这世上没有圣诞老人。"

效果保证令人满意。

九点，楼下，五号诊室。

人不能说什么亵渎的话……圣诞老人三十分钟后就出现了，还带着他太太。

圣诞老公公与圣诞老太太，分别是七十三岁与七十二岁，因一氧化碳中毒紧急送医。壁炉里的火可以是件危险的东西。

他穿着绿色带几何图案的套头毛衣，蓄着白色大胡子；她穿着红色羊毛衫，脸蛋像是掺了大麻的香料面包。两个人看起来都圆嘟嘟的，给人带来暖暖的节庆味，瞬间觉得像在家里过圣诞。他俩只缺一个牌子："爱的抱抱，免费"。

电话响了，是中毒控制中心的解毒女士。她一板一眼地表示，依照法规，在确认中毒来源之前，禁止他们回家。

圣诞老公公慈爱亲切地说："跟她说别想砸我的卵蛋。[*]"

"他说什么？"解毒女士问。

我试着委婉一点说："他不同意。"

圣诞老公公的音量提高了：

"不对不对，我不是这样说的，我是说：'她别想砸我的卵蛋'！"

我说："他真的一点也不同意。"

解毒女士生气了：

"不管同不同意，这是规定。他有什么重要的事非得回家不可？"

我还是个纯情小男孩，我想他一定是要回去喂他的驯鹿鲁道夫，顺便包装礼物，鼓舞小精灵，复习一下如何操控神奇雪橇，为下个冬天做准备。

最后，圣诞老公公和老太太总算答应安装一氧化碳探测器。

你们大家都听好了，今年谁都不准砸圣诞老公公的

---

* Casser les couilles，粗话，意指找麻烦。

××。

我个人是一直都蛮怀疑的：大胡子老头，穿得一身红，把小孩抱到大腿上送礼物……有些男的还没做到这种程度就得坐牢去了。

不过，我自己小时候也很习惯听各种童话与神话，我妈跟我说的故事可多了。

她会坐得离床很近——有时甚至站着，那样模仿起来会比较容易。她常说那些古老传说、天神、女神的故事。小红帽？我跟着她走在森林里。睡美人？我把她叫醒。关于阿克泰翁*和猎狗、莱卡翁†和狼，我绝对不会搞错。对我来说，每段相识、每个与我擦肩而过的人，都可能是扮成乞丐的宙斯或是化装成老太婆的雅典娜。这使得我和世界、和他人的关系出现了一些偏差。如果我们怀疑星期四晚上的那个酒鬼其实是神，他从奥林匹斯山下来是为了测试我们是否慷慨、灵魂是否高尚；这么一想，我们就会对他多几分尊敬。

今天早上，众神就把坚硬有如贝壳的手指，戳向了"香

---

* Actéon，希腊神话中的猎人，因看见女神出浴而被变成鹿，死在自己的猎狗爪下。

† Lycaon，希腊神话中 Arcadie 的国王，被扮成乞丐的宙斯变成狼。

菇人"芝诺先生。黑色素瘤，扩散中。他抱着最后一丝希望，去慕尼黑接受实验性疗法，刚从德国回来。结果失败。

这病已侵入他的肺部，他将窒息而死。他还能自己脱掉外套，但继续脱套头毛衣就很费劲了，然后我们得帮他脱掉衬衫。

于是，我第一次看到了敌人。

我们常常提到敌人，进行测量，为它照相，但从来没有直接看见过它。它极其微小，存在于细胞层面，我们通常只能观察到它造成的后果。

然而眼前，癌细胞从芝诺先生的胸腔深处，蚀穿了腐烂的骨头，逐渐吞食皮下组织、真皮、表皮层，朝着自由的空气冲出来。三条庞大的黑色猪血肠，分别从腋窝中线、乳头下方、胸骨的凹陷处长出来，一直垂挂到肚脐。如果芝诺先生还能撑过一星期，它们就会来到大腿，像充满毒液的香菇，渗出让人受不了的紫红色液体。

下一次我再碰到罹患这种病的病人，我会把今天早上这个景象描上去。不论战场是在胸部、卵巢、胃或结肠……敌人都是同一个，而我总算看到它了。

我试着照料香菇人并尽量不要想到七号病房的女病人。没有什么会比某个病人让你想到另一个病人来得更糟了。

十点，楼下，六号与三号化妆室。

六号化妆室，卡律布迪斯老太太正在发牢骚，她不愿意再等了。我正在三号化妆室，刚看完斯库拉爷爷他就想离开了。*这下子我得动作快：

1. 以免前者对"看到医生"已不抱希望而过来揍我。

2. 避免因拖延后者的离场而遭受他的训斥。

卡律布迪斯的女儿来到她母亲的诊室。

我心想："太好了！她可以安抚她妈一下！"

错。

她与病人一个鼻孔出气，两人开始一搭一唱。

我总算把斯库拉爷爷放出去，可以去看卡律布迪斯奶奶。

让我颇为惊讶的是，虽然奶奶和她女儿一看到我就开始嘟囔，但前者气得脸都歪了，而后者在摇头时露出浅浅的微笑。

卡律布迪斯奶奶说：

"噢！真不像话！我在这破床上等了一小时，屁股都躺烂了，竟没半个人给我东西喝，也没东西吃，不能小便，

---

* 卡律布迪斯与斯库拉均为希腊神话人物，前者被宙斯变成海中漩涡，后者被女巫喀耳刻变成海中怪兽。"从卡律布迪斯到斯库拉"这句俗话的意思是：每况愈下。

也不能大便……不看了，我受够了。"

女儿起身慢慢走向我，一个字一个字地重复：

"噢！真不像话！她在这张破床上等了一小时，屁股都躺烂了，也没半个人给她东西喝……"

她又倾身跟我说：

"加油！"这两个字说得几乎听不见，然后再度抬高音量，"……也没东西吃，不能小便，也不能大便……真是的，她受够了……"

可以一辈子当个小女孩真不错。

十一点，电梯里。

我的眼里还留着香菇人的影像，他"经过改造"的身体。

这里给各位来堂简单的解剖课：身体由双臂双腿组成，中间有腹部、生殖器官，外加头一颗。

这颗头，是欢笑与痛苦之处。

在它的四周直接添上皮肤，就成了蛋头先生。

再给各位来堂全新的病理生理学课，名叫《病来也》。这病可能是慢性的，也可能是急性的，但通常带来同样的结果，那就是身体改变了。疾病让人体的可塑性变得肉眼可见，人在变形中被逮个正着。医院的一切全是有关形体的改变。每个走廊上，每片石膏制的假天花板下，每条通风管中，都有苍白的神在那儿悠闲地聊着，举起他们珍珠质地的手臂，抬起眉毛，然后变形就此开始，进行它一连串漫长、微妙又复杂的工作。选取血肉之躯，改变它，亲吻它。借由毒吻，在人体地图上创造新的浮雕。例如银河王变成史前石柱，芝诺先生变成酵母。该在的都在，双臂双腿，腹部与生殖器官，还有会欢笑也会痛苦的头，但缺少了整体和谐。皮肤赶走了颜色和紧实度；肌肉有时会消失，某些皮肉却变硬了。铰链生了锈，动作无法连贯，关节成了有锯齿的轮子。疾病，正是偶然间抛出来的巫术，让人变异成"其他"东西：树木、花朵、喷泉、水果、动物。古罗马诗人奥维德写《变形记》并无任何捏造，他不过是在医院里用诗句转述他的观察。他不是诗人，而是自然主义者。

对世人来说，天下有神，也有英雄。介于两者之间的是半神，如维京老大。此人身材高大，一头金发，眉毛近乎白色。

电梯打开，我迎面碰上他：

"阿梅莉告诉我你在收集小故事。故事我有的是，但必须由**我**来说！"

他的声音还在走廊上滚动，人已经坐在病人的床旁边：

"他正在进行的这件事挺不错的，这小子，"他指了指我很肯定地说，"我很喜欢听故事，每个人都喜欢。我有好笑的也有不怎么好笑的，我会全都说给您听。还包括那些悲伤的，没理由忽略它们。"

火鸟女士亲切又仔细地看着他。当他进入房间，世界的水平线立刻缩成一团。不过水平线如何她已经不太在乎了，因为她正攀着那把将活人与死人分开的梯子，开始慢慢往上爬。维京老大和她真是气味相投……

站在旁边的我，听着老大说：有一天，他来到某个"激动"的病人家里。各位应该会欣赏这个委婉的说法。

两点假设：维京老大可能不喜欢激动的病人，但也可能……不，只有一个可能：维京老大不喜欢激动的病人。

他进到房间，病人正处于分解性发作阶段（如果我们把"分解性发作"换成其他说法，可以得出"失去控制到了一塌糊涂的地步"）。

也就是，我要砸掉电视，把衣柜翻过去，吼一堆黑话、脏话。

维京老大在目瞪口呆的护士面前抓住病人，抛到床上，抄起长抱枕按在病人身上，然后……坐上去：

"现在你给我闭嘴，闭上你的臭嘴！不然你会被闷死……"

护士慌了："医生，您这是在干吗啊？！"

"治病。"

两分钟后，病人安静下来，乖乖地和医护人员配合上了车。

各位觉得很暴力吗？所以维京老大才叫维京老大啊，而不是什么斑比顾问或铃铛长官。

不，他就叫**维京老大**。

而且还很管用！

七号病房的病人提出反驳，没有一丝胆怯：

"'真相的建立必须摒除暴力'，托尔斯泰说的，医生。"

他立刻作出回应：

"不用暴力建立真相？好。可是要让人镇静下来那就……我得要有技巧和方法，才能把工作做好，但我不懂技巧又没有方法！"

我毫不惊讶地看着他用对待熟人的态度和完全陌生的病人聊天。在特别通道的起点，行为准则与界限一律遭到废除。面对将死之人，我们从来都不是完全的陌生人。

维京老大清清嗓子，目光黯淡下来。我猜是"那个"故事……要提它总是那么难……

二十五年前，那时他还是很年轻的医生，有一次老大被叫到车祸现场。说起这件事时，他的音调、叙述中的停顿、咽下唾液的方式，仿佛喉咙中有带刺的铁线……这故事是个囚犯。

二十五年？

宛如昨日。老实说，在老大看来，这事虽已发生二十五年，却像昨天才发生似的。

"标致 205 被切成两半，这边 102.5，那边 102.5。车子还剩下钢板，到处都是，弯曲得像伸缩喇叭。前座这边是十八岁的哥哥，那边是十四岁的妹妹。两个人的头在撞击中同时被切掉，一起飞走，什么也没留下。"

他停了一会儿。

"除了身体。"

再次无言。

"两小时后，他们的父母来到医院：'您好，我们是来看我们的儿子和女儿，他们似乎发生了车祸。'……"

"心惊肉跳。"

再次停顿，接着继续说：

"市长、交警、消防员、急救队，全是孬种，没有人把真相告诉他们。我只好把那两位带到办公室，请他们坐下，关上门……"

"……"

那位母亲想看看遗体，最后一次把他们抱在怀里。我对她说，法律规定我们只能把遗体留在尸袋中。当然，这是谎话，可是头飞走了呀……最后大家急忙把泡沫塑料放进去。母亲来了，走近泡沫塑料，一个一个地拥抱、亲吻、道别。对她来说，尸袋里躺着她的儿子和女儿，千真万确。

她的生命化简为塑料袋下的聚苯乙烯，从法国梧桐的两侧飞走了。

他低下头。七号病房的女病人把头转向窗外，凝视白雪覆盖的丘陵说：

"生命夹带着母爱，一开始就向我们许下永远不会实现的诺言。"这是罗曼·加里 * 说的。

维京老大站起来，不太自在，但仍然稳如泰山。

"好了，今天就说到这里。我明天再来。要在这儿等我。"

我喜欢他说话的语气，几乎就是不准别人死。

老大走了，我把问诊的事一一说出来，有亚迪安、圣诞老公公与圣诞老太太、醉倒在白兰地酒瓶上的乔治雅。我很小心，没有提到香菇人。我想逗她笑，巧得很，她也是。

"真是个精彩的人物，这位维京指挥官！可惜他不是肯尼亚人！我对他充满好奇。"

"我和他不是很熟。"

她的眼里尽是失望！可是我真的不是很认识他。不过，为了火鸟女士，我把"不是很认识"转化成史诗：

"维京老大以前想当兽医，他因为分数不够，所以嘴里带着马蹄铁的苦味注册了医学院。多奇怪的世界，没有

---

* Romain Gary，法国外交官和小说家，是唯一一位曾两次获得龚古尔文学奖的作家。

办法照顾动物才能去照顾人。他一开始上课的时候，总是想象病人有着四条腿，正在咩咩或汪汪叫。靠着这番心理锻炼，他才不至于感到遗憾。"

我吞了一杯水，把白袍的袖子推上去，说得手舞足蹈，十足意大利风：

"他有些根深蒂固的想法，像是他觉得核桃是水果，意大利切面是蔬菜。前者是因为长在树上，后者是因为他喜欢意大利面。他太太跟他保证说他弄错了，他说'不'，还坚持进行特殊的一天五蔬果饮食法，'水果'配羊乳干酪，'蔬菜'配鲑鱼和淡奶油。女儿们流露出无可救药的表情，他辩说：'我这是听从电视医生的建议。'她们珍惜自己的爸爸；他珍惜的则是核桃与意大利饺子。"

他是个怎样的医生呢？他从不向慌乱屈服，因为他知道人一慌，主意就烂。"老大，老大，快来，四号病房的小女孩癫痫发作，已经全身发青了。"老大明确指出："很正常"。同时以平静的脚步走向病房，"因为她没办法呼吸"。然后双手以惊人的速度准备救命用的"安定"药瓶。

他希望能看到全世界恢复健康，但世界很大，所以他从乡下的小医院着手。

火鸟女士问我为什么他是急诊科的医生，狡猾如我，说：

"他最爱肾上腺素分泌的感觉。一旦出动超级任务，或在危险的状况下救下他人的小命，然后对自己说：嘿，今天我可派上用场了。我和他聊到这个时，他指指自己的肚子和头说：'必须让这里和这里的感觉很好。最简单的方法就是吃上一餐水果蔬菜，然后救下一个八岁男孩。'"

我相信维京老大之所以成为医生，有他更深刻与私密的理由。他不否认这一点，但避而不答。我永远不会知道是为了什么。女病人也是。

中午，楼上，七号病房。

"你的一个女同事刚才来了，很年轻，很瘦，非常漂亮，嘴里含根棒棒糖。"

"安娜贝儿？"

"对。她好可爱！她讲的心律调节器的故事让我笑个不停……"

白雪、涂片、安娜贝儿……同事们都来过了。他们看到我和七号病房的病人相处的样子，看到我如何扮演非洲的诗人巫师，他们知道这个病人唤起了我痛苦的回忆，决定要帮我。再好不过了，因为我不相信自己能独自一人撑下去。

今天早上碧姬说：

"我想到了那个故事，也许你可以说给她听？"

"太悲伤了吧！"

"也许吧，但是很美啊。"

我低声对火鸟女士说：

"我这儿有个很不好笑的，想听吗？"

真荒谬，把某人快要死掉的故事，说给另一个快死的人听。有点像是对麸质过敏的人，居然成了面包师傅。

她同意：

"我什么都想听，你没什么好顾虑的。"

我深吸了一口气，顺便理一下思绪。

"那时我二十四岁，和医疗急救队在凌晨三点被叫到某个学生宿舍。有个中学女生企图自杀。这个企图没有失败，小女生一头黑色长发，好可爱！我们到达的时候，消防员已经累得精疲力竭，我接替他继续按摩，奋力得像是这辈子从来没有急救过，指尖上有'天灵灵地灵灵'的法力似的。老大为她插管，我在旁边祈祷，我也快无力了。当时真想变成魔术师，或耶稣！嘿，多好的主意，明天我就变成耶稣，让所有留着黑色长发的可爱小女生复活。她怎么可以这么乱来，才十七岁哎！所以我不停地按，我祈祷，我想着她，想着耶稣，想着扮成耶稣的逃脱魔术大师霍迪尼，继续想着她，想着等在她前方的人生。最后她还是死了。她的书桌上有封写给她弟弟的信。我们把遗体抬到床上，她的脚碰到墙，一幅相框松了掉下来。上面是她，夏天，她正让同样有着黑发的女士为她编辫子。她的父母就住在这个省的另外一端，正在某个屋内睡觉，不知道有幅照片在凌晨三点刚刚掉了下来……我们上了车，没人说话。内部无线电的频道受到干扰，我们听到另一支急救队正在施行紧急分娩。突然间，传出新生儿尖锐的哭叫声！三点二公斤，是个精神抖擞的男宝宝。多美的同步性！这个巧合道尽了一切又什么也没说……"

我想起那天夜里后来做了什么：

"我打电话回家，说了自己因为太蠢而不常说的那些话。接下来的一整天，我烦躁不安地等着夜晚来临，然后我上馆子，那餐厅好贵；上了酒吧，那几杯黄汤也好贵；跳了舞，还一直跳到脚痛；做了爱，而且做了很久；接着连睡三天。我醒来的时候，非常强烈地想去西藏当喇嘛……"

"有什么用呢？"七号病房的女病人说，"就算去了，你恐怕也会选择回来，因为生命要不就是有意义，但意义理解起来太复杂，要不就是没有意义，那么还不如在时限之内吃吃喝喝，跳舞做爱。这一点我倒是颇有心得。答应我，你会好好享受人生。"

我答应了。我又答应了。她每次都能逮到我。

即时报道：下午一点，医院。

楼下，五号化妆室：

让我们拿出名为"急诊科"的大炖锅，在锅中加入等待盐、痛苦柠檬，以及工作人员的疲劳苦。再加上一点老式悲剧。

以小火加热三小时，这是急诊的平均等待时间。待普罗旺斯鱼汤煮滚时，饰以难忘的戏剧气氛：蜡烛数根、白桌巾，还有开演前的敲三下：叩叩叩叩叩叩……叩……叩……叩！

材料混合完毕。各位可以开动了。享用无须适度。

进场人物：实习医生涂片与病人卡拉丝太太，后者将会开唱。

卡拉丝太太，二十七岁，阴道疼痛伴随难闻的分泌物。

她们还不知道悲剧已开始酝酿。

涂片：今天早上太晚到，没吃早餐。后来病人太多，也没吃午饭。她现在很累但面前的病人不太客气（"我不喜欢医生，也不喜欢医院，而且您扮起医生稍嫌年轻……"）。

这时出现决定性的一刻：涂片戴上指套时想起教授的话："让女病人安然接受阴道触诊的秘诀就是：一直盯着她。"

好学生涂片听从教诲，一字不漏。她向后伸出手臂拿润滑剂，看着病人一挤。病人也看着她。她们两个几乎可以玩一轮"互刮鼻子"了，不过若是真玩，那也太奇怪了，所以她俩没玩。

事实上，没人笑得出来，因为一切都已结束，下台一鞠躬。

（后续发展写下来实在太痛苦了，读者在了解事态经过之后请自行想象。）

实习医生从这段问诊当中获得了什么教训？

始终看着病人是件好事，但是一伸手把润滑剂和酒精凝胶搞混那就糟了，而且会很痛。女病人唱起了拉丁文歌曲。

一楼，阿梅莉。

同事阿梅莉在门诊部的普通内科问诊。

和谐女士像块脆弱的杏仁甜饼，发疹子发得她苦不堪言。全身都是湿疹和银屑病的奇特组合。

"这是上星期出现的。我老板又对我发飙了，结果第二天，啪，一片！"

她脱掉手套，晃了晃双手。

乳霜、乳液，全不管用。这位女士面对老板说不出"混蛋"二字，痛苦万分。

这类暴君数量庞大，男的女的都有，他们是脑袋空空的小恺撒，毫无价值的小皇帝。他们是自恋的虐待狂，摆弄他人，要他人服从。

早在两星期前，她就已经展现过自己鳞屑片片的皮肤：

"他对我大吼，因为信件没有按照字母顺序排好。我该怎么办，医生？"

阿梅莉想对她说："宰了他，埋在森林里。"但它不属于法国健康高级总署的建议内容。

"您看这个！好像响尾蛇，我自己看了都怕……"

"骂他'混蛋'。"

"不可以，他是我老板，说了问题就严重了。"

如果我是阿梅莉，我不会为她提供什么建议。我曾经发誓要英勇反抗吠老大，但始终毫无建树，证明了最饶舌的狮子未必最勇敢。不过阿梅莉直截了当说：

"还有什么会比死更严重呢。看他是怎样毒害了您的生活！一定要盯着他的眼睛，骂他'混蛋'。"

为了更有分量，她又再说一次：

"死是最严重了，女士。人生充满意外，对他来说，意外就是哪天您要给他点颜色瞧瞧。"

和谐女士满怀信心地说：

"好，我会说的。是时候了。"

阿梅莉十分赞同：如果不咬人的话，干吗变成蛇女！

胚胎的形成告诉我们，神经组织与皮肤组织起源于相同的外胚层组织，也就是说，我们的感受，我们是怎样的人，是藏不了多久的，全都会从皮肤上泄露出来。

下午一点，外科，三楼，小鸡。

谁都会对一些小事产生感情。在医学上，这些小事有时候和人连在一起。

就拿阴囊举例来说吧。

水星先生，三十六岁，前一晚因睾丸扭转而住院（不需要解释，字面上都写出来了）。

解决方案有两种：要不就是手动复位，要不就是打开来，检查一下豆豆先生（没错，我都叫睾丸"豆豆先生"……）看它有没有变黑。如果豆豆先生变黑，时机已晚，只能一刀割了娃娃制造机。

这很少见，但不是没可能……

豆豆先生有什么优势吗？有，豆豆有两个！

手术次日小鸡去看水星先生。他在床上扭来扭去，很想提问但说不出口。小鸡感受到他的忧虑……他的灵魂多么善良：

"说吧！有什么问题，我们都是男的。"

水星很不自在：

"外科医生昨天帮我动了手术，我今天早上没看到他。我现在那里有绷带，不敢去碰，我不知道……是不是……"

小鸡害怕听懂他的意思：

"是不是什么？"

水星呼噜把话说完：

"是不是把那颗蛋切了……"

哎哟喂呀……

"**蛋**还在，先生，**蛋**一直都在……"

松了一口气。

三楼，安娜贝儿，肠胃科。

她负责约瑟夫先生，七十三岁，退休爷爷，糖尿病。以前是木匠，木条、木棍、木片，这辈子锯得可多了。现在轮到他的脚趾头。约瑟夫先生不注意自己的糖尿病，我们只好切了，先是左脚脚趾，然后是右脚脚趾。好痛。（编按：糖尿病会引发神经病变和足部血液循环障碍，进而导致发觉足部受伤时病人已错过最佳处理时机，形成严重感染，只能截肢。）

两个月后是跗骨。

他说："这下子可不那么简单……"

六个月后切除踝骨，先是左踝，然后是右踝。好痛。

约瑟夫先生说："这下子可就更不简单……"

按逻辑来说，接下来就是腿了……左下肢和右下肢。痛啊。

约瑟夫先生又说："现在就真的是太难了……"

对医护人员来说也很难，切除越多，他就越需要别人搀扶，替他清洗，接送他……再说，医护人员很喜欢约瑟夫先生，不乐意看见他被锯得一片一片的。

有一天，必须切到膝盖上方了。我们越修剪，他就越惊讶：

"我的妈呀！真不知道医生今天该怎么下刀……这怎么可能嘛！"

这哪是问题，外科医生总有下刀的办法……

接受他的身体改造才叫不可能。看着自己一点一滴地被截掉，承受漫长的变形之路，从爷爷／退休人士／前木匠，变成了盆栽人。

下午一点，楼上，七号病房。

她想看书。不过她要的是冒险故事，有马、有待救的公主、有大坏蛋，还有暴风雨中的阴暗城堡。

"《基度山恩仇记》？"

她哈哈大笑：

"没有更薄一点的？这本我哪看得完！"

我推荐她读凡尔纳。

结果她选了诗：

"诗里面什么都有，没有的，就靠我的想象力补上去。聂鲁达写过这一句：'春天为樱桃树所做的，就是我想为你献上的。'真希望有哪个人会对我这么说。"

我记下这句诗，什么时候我找到了那个人，就能派上用场。

我给她拿来手边的内瓦尔*诗集：

达芙妮，古老的浪漫故事可曾听过，

那树是白月桂或埃及无花果，

是橄榄、香桃木或颤巍巍的柳树，

在树下，爱的恋曲总能再启传说？

她在合上书前念了这几句，然后问我：等到你没故事可说的时候，你要做什么？你会变成什么样子？

"永远都会有故事的！"

"所有故事都会结束，我的也是。然后你要做什么？重新开始说故事，不是吗？"

"好吧。"

"说吧。"

"我会重新开始的。"

---

* Gérard de Nerval，法国作家和浪漫主义诗人。

下午两点，楼上，七号病房。

她也想听音乐，"但不要古典乐"。

"太一本正经了。给我《海滩男孩》，或是'妈妈与爸爸'合唱团。"

遵命。音符倾泻而下，妈妈凯丝唱着《为我做个梦》。

她不要鲍勃·迪伦。

"您不知道自己错过了什么。"

"当然知道，鲍勃·迪伦啰。请把音量开到最大。"

"哪一首？"

"最挑衅的！我要让耳膜流血！"

耳机挂在耳朵上，她一边听，一边点头，还一边吼，说话时却想到要放低音量：

"真是太可怕了！"

"您要换一首？"

"绝不！"

她摇头晃脑整整三分钟才取下耳机：

"有首意大利歌……我很想听最后一次。"

她试着唱了大家都熟的一段。她的意大利语无懈可击。

"这一首！但这一首很……很……"

我忍着没说"可笑"。

"很重要。以前我们会在车上听，去度假的路上听，那时托马还小。"

我用手机下载这首歌的同时，火鸟女士想起了他们的海边时光：

"托马替他的游泳手臂圈吹气，我替他脱衣服、擦乳液，他闻起来好香。他说：'我要立刻去游泳。'我说：'现在还太早，等你吃的东西消化完再说。'我们一起堆城堡，然后再一脚把它踩扁。

"我那小子在沙地里挖洞，对着我大喊他挖到了石油，我说好。他问：'如果我们挖得太深会怎样？'我不知道该怎么回答。"

我拿着手机选出那首意大利歌。

"您确定要听？"

"当然！只有这首歌能除去我这间牢房的墙。"

我按下键，《因为我爱你》回荡在金色的壁纸间。火鸟女士看着远方，搜寻某个火山口，她要用目光止住火山的喷发。她咬着牙说：

"我不停梦到这座冰岛的火山。那些火光和那些烟，那座庞大的高塔正在吐出烟灰。我恨那座山，我恨它抢走我儿子。"

"他被堵在哪个机场？"

"我已不晓得了，一直在换，从这个班机换到那个班机，从这个国家到那个国家，就为了绕开火山烟，快点回来。我真希望他在这儿。对不起，我语无伦次了。"

“因为吗啡的关系。”

“我不用那个。”

“那就是您饿了。”

她笑了：

“最好是，对啦，肚子饿让我胡说八道。肚子饿还有这个音乐。”

我悄悄走出去，把我的手机留给她。里面有些很亲密的歌比较适合一个人听。

一出去，迎面撞上白雪：

“我不能再看到那些快死的人了。”

机不可失：

“要不要代替我去值班？我来六楼，你去急诊科。”

我指一指七号病房。

“帮个忙吧，这样我可以待在她附近。”

偶尔我们的意愿挺能配合的，不久于世的人让白雪累坏了，我则是受够了大活人。我拿楼下的躁动交换楼上令人痛苦的一抹而去。

白雪答应了，今天下午我可以留在这儿。由于我经常上楼，白雪的病人我都认识。七号病房附近有火鸟女士的难友，两个邻居出于相同的原因，走在相同的路上……

橙子女士，五十八岁。她的病使得身体脱水，干得就像放在太阳下忘了收的柑橘。她不要求也不期待什么，只喜欢每天早上看一看美剧《我们的日子》……

不过电视机已经两天不亮了。

法比安说：

"我打去技术部，他们说她家人还没付钱，钱没付清他们就不接通。"

技术员在电话中说：

"我什么都不想知道，反正不付钱就没电视。"

"别这样嘛！她家人晚点就会付。"

"那就晚点再看。"

"她那时候就死了。多少钱？"

"八欧元。"

我下楼，一心只想杀人，丢了十欧元给那家伙。

"还有两欧元零钱，留着吧，给自己买副卵蛋或买颗心。"

啥——不记得了——我可能说了什么很粗俗的话（原谅我，外婆）。把门摔上前，我还向枪神说了句祷告词。

在医院，我们把电视转包给私人公司。难保哪天，转包出去的就会是人性、神圣、奥秘。想想看，她就快走了，这关乎人性，既神圣又神秘。就算只是为了看《我们的日子》吧，况且日子于她已所剩无几了。

八欧元……

钱，在医院属于禁忌话题。台面上，人的健康不能以钱计算！台面下呢？到处都涉及钱。它就像个大金块在走廊上滚来滚去，大家从早到晚都在追着跑。院长、行政部门、各科主管，千真万确的寻宝活动。在医院，台面上，大家不提钱。沉默是金，而这金，就是主角……

下午三点。

我已经超前做了不少查房的工作。我的推车上有八个柜子，这一区的病人每人一个柜子。八个病人，但有十张床。最近有病人因为医院人力不足而过世。

三号病房：

h——赫，wu——瓦，赫瓦 ge——格密尔……夫妇。我只要一念他们的名字就结巴，所以给他们取名为奥丁与弗蕾亚 *。

我拼命为火鸟女士寻找好笑的故事，不遗余力。可是这些故事很少，同事们更常想到的是那些不幸的故事。我们的记忆怎么会被整理成这个样子，拿悲剧浇熄了滑稽剧。

三号病房的故事不是让人捧腹大笑的那种。她住靠门这边的病床，罹患的病会啃食腹腔神经丛。这一区位于胸

---

* 此处的三个北欧名，分别为 Hvergelmir（原意为喧闹的水壶）、Odin 与 Freyja。均出自北欧神话。

骨与腹部之间，布满神经，所以发起炎来非常痛；她那儿有个蛇结，正在吐出毒液。

靠窗这一边则是他，脸上的血管肉瘤正在全速生长，已经让他失去了左眼。象人约翰·梅里克[*]若是在他身旁，或许会像米开朗琪罗的大卫。

这两位都在三号病房，很特别，违反了医院禁止男女同房的规定，不过他们是夫妻。

他们曾经年轻过，见识过彼此灿烂辉煌的躯体，美好的少男少女交缠拥抱，在时光中流下汗水，给予世界运转的理由，直到忘记了白天与黑夜、饥饿与口渴。

现在，他看她极度痛苦，她则看着少女时期白被单下、肩窝上的伴侣，逐渐变成呼吸困难的怪兽。

他们看着彼此，回忆彼此。

明天她要到另一家医院动手术以减缓疼痛。等她回来的时候，病房里不会再有他了。

公主与王子的神话并不存在。只有让人心痛的故事。

四号病房：柯纳杜斯[†]先生。

---

[*] 约翰·梅里克是约瑟夫·梅里克在其传记《象人与回忆》中的别名。（编按：梅里克是一位身体严重畸形的英国人。）

[†] Conatus，出自斯宾诺莎的哲学理论。译者在此尝试简化其意：万物

一种细菌在蚕食他的肺，我说的是"一种细菌"，但它是一支数量上百万的大军，正享用着美食。它们把他的肺泡改造成宿营地，把支气管变成战场，没有方法可以把它们赶走。

生活中的一切端视观点的不同，一切都很主观。

当我这个跳踢踏舞的实习医生，进到柯纳杜斯的病房时，我的观点很简单："治疗方法有两种：如果能治，我就治；如果不能治好，我就以最平静的方式，陪他走向死亡。这也是一种治疗……"

查房的时候，病人在呻吟。我把耳朵贴近他的嘴：

"您……什么时候……杀……"

我飞快地思索，但不知道该回答什么，于是我选择诚实面对：

"死是不会再拖了，您不久就可以解脱了。"

病人说：

"不是我……是细菌……"

一切全在于观点的不同：

"太可笑了，一个小小实习医生，竟然不能了解病人的想法。"

为坚持一己的存在而付出努力，支持这份努力的独特力量，即为 conatus。

"多了不起，这个人愿意奋斗到底。"

五号病房：亚当先生，九十三岁，住院两个月后于今夜去世。

他的家人跟护士说：

"他没有给您惹麻烦吧？他有的时候很……触觉系……"

医护人员大惊：没有，亚当先生一直都很绅士。没有什么不愉快的事。

六号病房：

卡德蒙*太太，因为风湿病而几近瘫痪，几乎可以让人打赌，眼前看到的她，是毁在老人大神手指间的碎木。

这个病人天性乐观欢乐，但从昨天开始变得闷闷不乐。

护士们告诉我这件事，我很担心，虽然老人家的消沉是件很平常的事，而且也不是多么具有毁灭性的。不过就算已经宣告了死期，我们也不能因此而忽略了细节。

经过短暂交谈，病人跟我说：

"是因为五号病房的亚当先生。自从他走了以后，我就觉得很孤单，什么都不想要了。以前他每天晚上都会到

---

* 五号、六号病房两个病人的名字合起来即是 Adam Kadmon，意指希伯来语中最初的神人——亚当。

我房间来。"

八号病房：

贾伯先生，五十六岁，无可救药的酒鬼，最贴近他的描述该是朗姆巴巴人体版。（编按：朗姆巴巴是一种流行于法国和意大利的点心，由奶油蛋糕淋上朗姆酒风味的糖浆，或将蛋糕浸入朗姆酒得到。）因为在酒精里浸泡的时间过长，他一直以为我是船长，有时又说我是成吉思汗；把白雪当成玛塔·哈里[*]。经查证，我从来没有入侵中国，白雪也从未背叛自己的国家。我发誓。

十三年前，贾伯先生是销售代表，已婚，两个孩子，有房有车有电视。然后他丢了工作，没有跟太太说，真相曝光后被太太抛弃。房子、车子、电视全飞了！由于他没有父母，没有兄弟姐妹和朋友——是的，是有这种事，没有朋友——他沦落街头，带着他的刀，以及碎成一片片的心。

我欣赏贾伯先生。他的人生就是个教训：没有人能避免在人生的路上犯错，从社会的楼梯上摔下来。多亏找从医，我已摒弃所有成见。

到最后，这个男人的皮肤黄得有如葡萄柚，顶着足月的腹水，能让怀有四胞胎的产妇嫉妒得脸发白。之前，他

---

[*]　Mata Hari，二十世纪初荷兰交际花，第一次世界大战期间疑为德军间谍。

已经让酒精性肝硬化与肝癌结了婚，那两位还生了孩子，分别是骨头、肺脏和大脑。"我是完美主义者，既然要生病，就病得彻底。"他把这情况叫作"来个大满贯……"。

我们希望尽量减轻他的痛苦：

"有什么可以让您高兴的？"

他的回答毫不犹豫，垂涎欲滴：

"火腿芝士三明治，还有最后的威士忌，喝了好上路。"不能算是法国健康高级总署的许可范围，但我们想办法为他弄了一瓶，藏在白袍里偷偷带进来。我到现在还能看见贾伯先生吃着三明治，无限满足地喝着那一杯威士忌。那天夜里他死了。凌晨的时候，白雪在他脸上见到大大的微笑。他喝到了，上路的威士忌……

晚上八点，楼上，七号病房。

我为七号病房的病人讲这故事，说到这里时我停了下来，我怕她会说那句话。她还是说了："天知道那条路是长是短。"

我低头默认。

阿梅莉敲敲门，递给我外科口罩：

"让你明天洗澡用的。我试过了，军团杆菌惹不到我们的。"

我就知道阿梅莉会想出办法！她总能找出点什么。

她在那儿叽叽咕咕时瞄了病人一眼：

"她不吃东西？"

我做了个无奈的表情。

"那么就轮到我上场了。"

她在我耳边讲了很久，我微笑的嘴角咧得越来越宽。

"你们两个在搞什么鬼？"火鸟女士有点担心。

这位小姐坐到病人床边，指着我说：

"这位先生有两个故事，一短一长，您想先听哪一个？短的？很好，我自己也想从这个故事开始。"她径自说完，不等病人发出声音。

然后，她从袋子里拿出一盒马卡龙。

"我把这个放在这里会不会碍到您？我怕放在袋子里会把它压扁，据说这是您最喜欢的甜点，这些是我自己做的，"说完还悄悄地瞄我一眼，"接下来他要说的故事，主角是两个您已经有点认识的实习医生，就是我和他。这件事发生在四年前。"

她用手肘顶我："说吧！"

"那是我最后一天在大教授贾贝的科室实习。经过考核，他认定我们已经把外科的基本动作都学得很正确了。我们四个实习生每一项都验证过关，除了宇宙无敌的阴道触诊之外。贾贝教授吼了起来：'什么？不做这个你们休想离开我的科室！你，去——二号病房，你，——三号，你，——四，你，——五……'我，一心想逃，于是大声地说：'可是——五号是个男的！'

"'那就——六号。还有，大家别忘了要好好摸一摸子宫颈。'

"——六号病房……吉娃太太，帕金森氏症，痴呆，目光飘移不安。可怜的小东西……我把门关上，在指套上涂润滑剂，那味道闻了直想吐。做？还是不做？我一边想一边对着吉娃太太露出微笑，我拍拍她的手让她安心（一般估计，符合标准的阴道触诊需耗时五分钟）。

"五分钟过后，我走出病房，对贾贝教授撒谎：'做好了。'

"他一掌拍在我肩上，颇有苏族长老在印第安小辈完成启蒙仪式之后，引以为荣的感觉，就是先往小辈身上涂蜂蜜，然后绑在木头上让红蚂蚁咬一整夜，同时全族人围着他跳舞，红红的脸上抹着白土的仪式。"

白雪很惊讶：

"我也是哎，那天我没做！但我不知道你也没做！"

"唉……其实那天我很羞愧，还想我再找女朋友帮忙好了，反正是她欠我的，因为上个月她也跟教授撒谎，说她有做直肠前列腺触诊……"

女病人和阿梅莉把眼睛睁得像甲板上的船舱口。

"开玩笑啦！"

松了一口气。阿梅莉又顶了我一次：

"第二个故事。"她给我下命令。

"这个故事很棒。那时我们还是见习医生，待在贾贝教授那一科，您的仆人我，曾给他取了非常恰当的外号：列奥尼达 * 老大。要描述这个人最简单的说法就是：如果您想知道屁股上为何会飞来一脚，告诉您，他就是那只脚的主人！列奥尼达老大实行'斯巴达教学'，或者说'天外飞鞋'，是个让人害怕的狠角色。这一天我们正在为每星期四的朝圣大典开会，每个人都要介绍一个病人。

"阿梅莉第一个介绍：

"'我们给他做了提侯弟多（thyrodido）……提侯多多（thyrododo）……提侯埃克托多弟（thyroectododi）……算了，反正就是我们拿掉了他的甲状腺。'

"列奥尼达老大：

"'给他做了**什么**？'

"阿梅莉谨慎无比：

"'我们为他切除了甲状腺窝的甲状腺体，教授。'

"'要说：提侯伊戴克托密塞（thyroïdectomiser）。见

---

* Léonidas，也是斯巴达国王的名字。

习医生赚的钱太少，没办法请人教你好好发音是吧？'

"老大的副手笑了起来，他的舌头因为跪舔太多而变得粗粗的。

"我心想：'哒哒哒！咻咻嘭！上吧！该庆祝的时候就得庆祝！'阿梅莉介绍完了，反正她想当急诊医生，急诊时才不鸟什么用词正确不正确……

"您知道她会成为一个出色的医生吗？把车子撞上梧桐树的人该有天大的福气，才能看到她伸过来的手。"

"别说了，真不好意思！"

"教授转头看我。我还在心里念着'哒哒哒！咻咻嘭！来呀！庆祝呀！'然后我说……"

阿梅莉把一根手指按在我嘴上要我闭嘴：

"您想听接下来发生什么事吗？"

火鸟女士的心思都悬在我的嘴角上，充满渴望地点点头。阿梅莉用形容美食的音调宣布：

"充满惊奇。真的，结尾之精彩出人意料。您一定会爱死的。"

"快说啊！"

阿梅莉站起来，神情狡诈：

"明天早上再说。而且，只有法比安告诉我您今晚大吃一顿，还吞了马卡龙，明早又吃了早餐，我才说。晚安！"

"我要听故事结局！"

阿梅莉看看我。有时候，她真的聪明得吓人啊。

"明天！九点整！"

阿梅莉已经一脚踏出门外。

"你们别就这样一走了之！"火鸟女士大叫。

我转过头：

"您也别。"

晚上八点刚过。

我们穿回自己的衣服，把白袍带去洗衣房。我那同事做起一连串复杂的伸展动作，像个刚跑完长跑的运动员。

"她会吃我的马卡龙的，"她很肯定地说，同时拿她的指尖去碰脚尖，"原因有四个：（1）要知道你的故事结局，（2）要让你高兴，（3）也让我高兴，（4）她没办法抵抗神经递质。没人能抵抗神经递质。"

"神经递质？你又在胡扯什么？"

"谷氨酸钠是强劲的神经刺激物，而且还是增味剂，能提高食欲。就因为它，打开包装后的花生米和薯片，在阳光下会像雪花般化掉。"

"你在马卡龙里加了味精？"

"不止。你知道做那个花掉我多少时间吗？我在马卡龙的料里加了蛋白质补充剂和多种维生素，每一颗马卡龙的营养成分，都相当于两百克的牛排。明天我会跟她把故事说完，然后你就可以带她去跑马拉松了。"

第五天

《我们的爱留下什么？》

夏勒·特雷内[*]

将近八点，实习宿舍。

今天早上我戴着外科口罩洗澡。四个实习医生与一种致命细菌，大家全身光溜溜，脸上却挂着口罩。

如果上帝存在的话，他有时会笑弯腰。

八点，医院，楼上。

阿梅莉已就位，准备要听故事的后续发展。

来到病房门前，我迟疑了好一会儿。我现在越来越难踏进七号病房。而且一走出病房，我就开始为下次回到病房发愁。再过几天，我就会像软管里的美乃滋，一旦挤出来就没办法缩回去了。

---

[*] Charles Trénet，法国歌手，香颂的代表人物，1942 年创作歌曲《我们的爱留下什么？》（ "Que reste-t-il de nos amours?" ）。

阿梅莉看了看马卡龙的盒子。空的。

"恭喜恭喜！您完成了协议里你负责的事项，我也要履行我的部分！"

"它们有种奇怪的味道。"火鸟女士特别指出这一点。

"很难吃吗？"

"不，很好吃，但很怪。"

"是因为生病的关系，"说谎眼睛也不眨一下，"生病会改变味蕾的灵敏度。现在让我们继续把故事说完吧……昨天说到哪儿？"

"巴普蒂斯特正要在恐怖的贾贝教授面前介绍他的病人。"

我接下去说：

"'吕尔先生，九十三岁，倒在地上躺了十六小时才被送到医院，因为他没办法自己爬起来。这种情况有个非常形象化的名字：乌龟综合征，就像乌龟翻在龟甲上，病人的背部卡住了。'我做完介绍，自己还挺满意的。

"列奥尼达老大则是挺疑惑的：

"'你那病人，你有让他躺在地上吗？'

"'呃？'

"好像我耳朵里有羊奶干酪似的，他吼道：

"'**你有没有让病人躺在地上？**'

"我心想：

"有！我把他脱光了丢在地上，还拿把铲子一边揍他，一边唱着德国军歌，我身上穿着粉红色的乳胶兔子连体衣，九十三岁的老头爱死了。

"然后我说：

"'没有。为……为什么？'

"'你的病人，你要让他躺在地上，观察他为什么爬不起来，然后你要做给他看。这样下次他再跌倒，他会记得你教过他要怎么爬起来。相信我，他们还会再跌倒的。好吗？'

"十分钟后，吕尔先生，躺在地上，发了疯似的扭来扭去，就像沙滩上的乌龟。我该如何摆脱这个荒诞又残酷的困境呢？只能采用最合情理的态度，于是我躺在他身旁，两个人一起学着如何爬起来。

"这件事给我们的教训：在治疗跛脚的人之前，要先穿上他的鞋子。我们的工作包括让摔倒的人站起来。一点也不夸张。"

病房里寂静无声。然后阿梅莉发话了：

"你有粉红色的乳胶兔子连体衣哦？"

我们都笑了。

突然响起维京老大雷鸣般的嗓音：

"楼下没人！好安静！"

他的意思是："太安静了"。维京老大最怕无聊。

"我想起一件医疗急救队的任务，说给您听。可不可以坐下？"他指指床。

"当然可以！"

老大坐下来。

"我不待太久。有一次我被叫到某露营区，有个年轻女孩摔断了腿，那条腿折成90°，不论是生理上或想象中，都跑不了一百米。我们那辆车冲得像火车，快得很。这时调度员打电话来强调一件事：

"'我忘了提醒各位，待会儿有个惊喜……'

"到了露营区，我们先看到一个男的，接着是女的，然后是三个小孩、一个奶奶、两个爷爷，最后是一大群。

"'要死啰，全都没穿衣服！'

"调度员说：'惊喜吧！'

"我通常不喜欢被人吓，尤其是那些一丝不挂的人……

"'快来，医生，快，她在那边。她很冷，我们给她盖了东西。'

"这是我平生见过最好笑的事，那女孩身上只有件毛衣横放在腹部，上半身光光，下半身也光光。阳台和地窖的空气十分流通。我把她的腿固定好以后，坐在树下写报告。"

他摇摇头：

"您知道吗，到天体营出任务必须记住一件事，那就是绝对绝对不建议坐在地上。我才刚拿起圆珠笔身边就围了一圈爷爷、奶奶、男人、女人（尤其是很多男人，太多了……）。

"这边一个包，那边一个伤，他们全都想给我看点什么。不过在我坐着的高度，跳进我眼睛里的可不是他们的小包小伤。真的，有些景象永远也忘不了。想忘，但忘不了。"

他转头看着我，用专业的口吻说：

"千万别在天体营里面坐下，听到没？绝对不要。"

我毫无异议地点点头。

维京老大的生活就置身在裙摆和女人的漩涡里，他有一个妈妈和四个姐妹。然后呢？几段浪漫史，最后就是这辈子的伟大恋曲，他的太太，以及他们的四个女儿。

他是威风凛凛的狮子，肚子饱饱，头脑昏昏，但时刻盯着他那群母狮子。

他是怎么认识他太太的？

他那时很年轻，才十九岁，和朋友奥雷利亚诺躺在游泳池边，她正好从他们面前经过。

"她是谁？"他问。

"市长的女儿，你没机会的啦。"奥雷利亚诺说。

"我睡完午觉起来，会救她一命，还会娶她。"他带着狠劲随口这么说。

三十分钟后，她差一点就要淹死。老大站起来，像只猫似的伸长四肢，奋力游过去，把她救了起来。

顺便娶了她。

"小姐，怎么可以把自己搞成这样呢，不行哟。"

她睁开眼，看见自己的救命恩人，想着自己应该早一点儿昏倒才对。

婚礼上，大家要他说说话，他看看太太，再看看奥雷利亚诺，说：

"我说过我睡完午觉起来会救她一命，然后再娶她。"

他耸耸肩说：

"我说到做到。"

前几天维京老大被叫到连环车祸现场，还得说出最难说出口的事——告诉一对父母，他们经过好几年不孕治疗才生下的独子，在车祸中当场死亡。

宝嘉康蒂酋长也去了另一个车祸地点，向两个八岁和十岁的小孩宣布，他们的母亲，那位女司机，不能为他们庆祝高中毕业，也不会参加他们的婚礼了。

宝嘉康蒂酋长和维京老大分别是某人的先生与某人的太太，也各自有孩子。他们不在工作以外的时间碰面，既不会共同举杯，也不会一起打网球或玩拼字游戏。

宝嘉康蒂酋长和维京老大只是同事。但偶尔，当他们的包袱过重，必须清空负担的时候，他们会给对方打一通电话，一吐为快。

有些事其他人无法了解。

将近九点，七号病房。

病人非常虚弱，脸色苍白，但勇气十足。她说她会坚持到她儿子来。

"我爱托马，就算他有时候很让人受不了，我还是爱他。你呢，你有小孩吗？"

我差点喘不过气："没有。"

"不急。等他们来了，你的生活只会被一种感觉控制，那就是担忧。听到没？担忧再也不会抛弃你。只要他们一离开你的视野，每分每秒都充满毫无理由的担忧。"

"您太夸张了！这世界没那么危险啦……"

有个点子一闪而过，或许可以让她振作：

"这位久仰大名的托马到底是怎样的人呢？我花了这么多时间把我们的事告诉您，但是您都没跟我说过关于他的什么……"

她的脸庞发光，讲起她儿子就像我们咬下一口焦糖杏仁。

"他很棒，你们两人眼睛很像，不过他是褐发。你没见过几个褐发绿眼睛的人吧？他读医学院二年级时留级了，他那时每到星期六晚上就出去玩，和朋友混到星期天中午。如果我不叫醒他的话，他可以睡一辈子。青少年真让人受不了，就算睡觉也一样。"

她的目光落在远方，像是要公开什么严重的事，犹豫再三，抹去一滴泪，下不了决心，但她终于说：

"尤其是在睡觉的时候。"

"他已经不是青少年，都快从医学院毕业了。"

她用嘲笑的口吻说：

"你们都是小孩，在玩扮医生的游戏。"

"这话留到您痛得受不了的时候再说吧，等着看白雪给您开止痛药！"

早上九点，楼上。

我准备下楼到急诊科，经过二号病房。我忘了向各位提起这一间的病人。所有这些病房、这些号码，这里根本不是医院而是赌场。二号病房住的是海绵人，他走了。骨头、肺脏、肝脏、前列腺……仅仅因为有只小小的螃蟹撒了野，而他呢，他就走了。

他已无法沟通，也做不出什么动作，只能任由我们摆布。也许他在做梦。希望如此。

"全身水肿"是一个医学术语，也是一个野蛮的词……他的水肿，严重到浆液渗得到处都是，流进肺脏、腹部，穿过皮肤。死神把人变成了河流。他满了出来，溢出他的床。我们很难抓住他的手，抓起来就滑走。他的身体在床单上流泪，必须不停地换床单。他无法再开口说话，却一直向外四溢。

我忍不住要为他想象出上千个生命。

曾经有一天，二号病房的男人还是个儿童，他可能从自行车上摔了下来，让爸爸重新扶到坐垫上。

有一天，他学会所有字母，偷了一些樱桃，看着毛毛虫以体现奥妙为目的把自己关进蛹里，第一次……他喝了酒，玩一玩火，喝了咖啡，打扮成谁，高中毕业，通过路考，拿到驾照，吃下油的咸的甜的，舞过，跑过，哭过，没赶上公车，恨过，苦过，让人苦过，拧弯了苹果的柄许过愿，旅行过，看金字塔、《蒙娜丽莎》、罗马的圣彼得大教堂、透纳和波洛克*的画作，游泳，祈祷，大口吃着热乎乎的派，也因为那个派而闹肚子，穿上有洞的袜子，工作，敲过许多门，转过成千个门把，买了电视，晒衣服，爱过……运气好，他爱过。

也许，有一天，他有了儿子，从自行车上摔下，他把

---

* 透纳（Joseph Turner），英国浪漫主义风景画家、水彩画家和版画家。波洛克（Jackson Pollock），美国画家，抽象表现主义运动的代表人物。

他重新扶上坐垫，像他爸爸一样，像爸爸的爸爸一样。

这就是他，以及我帮他设想的人生。平凡无奇的人生，我们的人生。海绵人让我重新拿出妈妈送我的、用泰米尔语写的那本书：*Ellâm onru*。这种语言是人类最早的语言之一。

书名在字面上的意思是"万物合一"。

三年前，我去印度为我父母重新举行婚礼，庆祝他们三十一年的婚姻。那个国家在每个方面都堪称最高级：最彩色、最暴力、最香、最挑衅、最有活力、最令人难以置信、最懒散、最有异国风情……像一口沸腾的锅。

那个热啊！大家都在睡午觉，人行道上也能睡，我在昏睡的身体之间闲逛。

就在那儿，有个男人死命摇晃他的母亲，摇了很长一段时间。

我近前查看，没有脉搏，没有自主呼吸，瞳孔毫无反应。

可怜的母亲僵硬而无血色……全身冰冷。像是冬天跳出河面的鳟鱼妈妈。

打电话叫医疗急救队？印度没有这个。

我看了看四周，把手放在儿子的肩上，说了几个可怕的英文单词：

"她走了。"

几个女人过去安慰他。我走了一百米远，在一棵树下吐了。走过十米后又吐了一棵。本地治里邦有很多树。

然后呢？我回到旅馆，睡了很久，也想了很多问题，非常多问题。

印度，各方面都达到极致的国家，有时也是最悲伤的国家。

那天晚上，母亲在我枕边放了一枝茉莉和这本薄薄的印度哲学书：*Ellâm onru*。

万物合一。

不论我们是什么，我们并不属于我们自己。我们喜爱的，怨恨的，手上拿着的，心里期待的，我们的善行和懦弱，一切都引出永无止境的回响。万物相连。

世上有几十亿人，人性除了我们这一种，也没有其他的了。

Ellâm onru。

那本书不知道放哪儿去了，我到处找，翻开床垫，清空抽屉，连踢脚板也拆了……我把它搞丢了，气得要抓狂。

那是三年前的事。我母亲后来诊断出得了很可怕的病。两年后她去世了。

迅雷不及掩耳。

早上九点，楼下，四号诊室。

医院里永远都是钱钱钱。我可以说出上千个理由为什么我们需要钱，但这么一来我们就显得不可靠。

举个例子？

我在四号诊室为席维斯·迈达斯问诊，他必须做扫描。状况并不紧急，不过他得等四个小时。想快也快不了。

席维斯开始诅咒，他的屁股在担架上，右手打着点滴，他觉得时间太长，准备打倒第一个经过的越共。我真倒霉，受了他的冷嘲热讽，我试着解释：

"医院花了太多钱买扫描仪器，为了回收这笔费用，才转让部分的使用权给一些临时的私人使用者，他们是非公立医院的放射科医生。"

他看看我，两只眼睛是拔去插销的手榴弹，对他来说，我刚讲的是越南话。于是我又试着精简自己的解释。灵光一现：

"都是银行的错。"

我本来不确定该提这个还是全球变暖，这两点在我们这个时代都是放诸四海而皆准的说辞。不过第一个似乎更为可信。

他把刺青下的肌肉滚来滚去，好好打量了我一番才说："好吧。"

我选对了，第一个说辞比较好。

"我想喝水。"

"不行，扫描以前不可以喝水。结果出来以后可能还不准进食。您真的很渴吗？"

"不，"他说，"我很热。"

我耸耸肩说：

"那是因为全球变暖的关系。"

我真是天才！

事实？由于公立医院缺乏资金，所以才不得不出卖民众的健康。这就是为什么我们总是在讨钱，老追着调皮的金块跑。为了金子，也为了香槟、雪茄和可卡因。

开玩笑的啦，我们在医院不吸毒。相反地，我们……

早上十点，楼下。

瓦伦泰·抠伯，我成功地让他住到楼上去了。虽然腿上有脓肿，但他撑过去了。为什么会感染呢？很明显他的个人卫生有待加强……事实上没人照顾抠伯先生。他住在接待家庭，但"接待"这个词完全不符合事实。更别说那一家人收了多少油水，理应要照顾他的……他太脏了，他的脚像是忘在冰箱里的抹了羊乳干酪的面包。为了帮他检查，我戴了好几副手套。我和微生物有过节，它们到处都是，看也看不见，随时给人痛击。我很早就知道它们和我永远不会变成朋友。

你每次碰到一样东西（我不是指抠伯先生的脚，而是说很平常的东西，像是你的手机、方向盘……），你就抓住了几十亿。咳嗽的时候，你又喷出了几十亿。我们时时刻刻都生活在细菌云中。

小时候在学校餐厅，每当朋友们垂涎我的巧克力泡芙时，他们就会用手去碰上面那层可爱的巧克力。

我一看见蛋糕上压下去的食指印，就把整块糕点推过去："你吃吧……"

我没在餐厅吃完多少蛋糕……

恶心程度排名第一的，就是厕所门把。为了不碰到它，我不知使尽了多少软骨功！

我唯一的武器就是洗手。好几十次。不过一直擦肥皂颇引人注意。

为什么我会投入学医的行列？因为你越常洗手，看起来就越没问题。更棒的是：这样显得你更专业。

从事医护工作的人都有自己私密的理由。我呢，我怕门把。

我打了电话，仍然联络不上抠伯先生的家人。有些家庭就是找不到人，有些家庭我们则情愿从来没有遇到过，例如我下个病人的那一家子……我暂时搁置抹了羊乳干酪的面包，先来照顾这位老太太。我打开她的档案：

姓：塞万提斯

名：安慰

年龄：八十七岁

住院原因：在楼梯上摔倒。

没有骨折，大幸，但髋骨脱臼，急救时予以整复。关节已还原，居家观察即可，几天后可做 X 光检查。

根据我的观察，安慰是只羽毛脱落的小鸟，软弱地躺在病床上，皮肤皱皱的，脸部表情扭曲，让人想用双臂为她筑个柔软温暖的窝。今天早上，您的仆人怀有仁爱之心：战争是坏事，屠杀海豹宝宝也是坏事。向吸毒说不！

我向她的孩子走过去，老大褐发、斜视，老二金发，紧张地揉着包包的背带。

她们两个当着妈妈的面，轮流表态，意见一致：

"我们不能把她带回家！很多事要做，很忙……您可以帮忙看着她吗？"

我请她们再说一遍，心想自己可能听错了。

没有，我的听力很正常，她们不要自己的母亲。

我不知道该赏她们一巴掌，还是告诉她们公立医院不是旅馆。最后我转向安慰：

"是不是很不舒服？"

"是。"

不晓得她指的是髋部还是心情。由于我不能为心情做出什么贡献，只能开止痛药给她，并奋力为她在楼上抢床位。

就算是在最小的公立医院、最小的科室，我也能找到比安慰的两个女儿更乐于付出同情心的护士和助理护士。

我又想起抠伯先生独自待在诊室，等着"亲人"的消息。

有些家庭只要其中有成员一生病就"很忙"。

我最讨厌这种情形。

过了一会儿当我进到二号诊室，安慰的一个女儿和我擦身而过，金发、和手提包有过节的那一个。

她拦下我，因为她察觉了我的不悦，所以特地来告诉我，曾经有好几年的时间，她们的妈妈常常对她们家暴。爱能唤起爱，感谢召来感谢，冷漠换来冷漠。我学到了，没人知道为什么人会有这样那样的表现。我喜欢《安娜·卡列尼娜》的第一个句子："幸福的家庭都是相似的，但不幸的家庭各有各的不幸。"每个人都有上千个理由责备他所爱的人，或许，也有同样多的方式去原谅他们。

早上十一点，二号诊室。

梅兰妮，十一岁，脚踝扭伤但不严重。她的父母陪在一旁。

我们说说笑笑，他们觉得我很亲切，我也觉得他们很亲切。每个人都觉得对方人很好！我们就差苹果汽水，不然气氛会更热闹。护士接给我一通电话，另一端是抠伯先生的接待家庭。总算！我向他们解释老先生因为卫生条件很糟，他的腿成了细菌培养皿，必须住院。

他们有何反应？

那一家把我骂了一通，因为"他待的医院离我们家太远，去一趟要花很多油钱"。

小小更正：我本来充满仁爱之心，但现在，战争也没坏到哪里去，屠杀海豹宝宝也一样。快去吸毒！

我翻起嘴唇对着话筒露出我的尖牙：

"你们有没有看过他的脚变成什么样子？我帮他脱袜子的时候，他的一根脚指甲掉了，那根脚指甲长得就像迅猛龙的爪子，都可以拿来削马铃薯了！你们要是常常替他洗脚，他的腿就不会变成抹了羊乳干酪的面包，也不用住院，更不会有生命危险。解说完毕。再见！"

我挂上电话用西班牙语骂了几句。本人乃世界公民，平常说法语，骂人用西班牙语，祈祷用印地语，做爱说意大利语（或意第绪语，要看日子是双数还是单数）。

我转向梅兰妮和她的小团队，刚才他们还觉得我很亲切……现在则有点怕我。我尽量缓和气氛，放松我的手臂指着 X 光片，尽量微笑，笑到我的颞颌关节都快爆掉：

"梅兰妮的脚会和她爸爸的脚一样大，也许比爸爸的脚还大！要让她穿球鞋！"

我以为自己宣布的是好消息，结果小女孩看着我，好像我是天上的父，能对她的命运之路产生决定性的改变，她说：

"可是我以后要当骑师！"

目瞪口呆，居然让我遇见才十一岁就梦想当骑师的小女孩。我的脑袋跑到时速一千公里，回答她：

"你会变成骑师的, of course。骑着一匹马, of course。一匹很大很大的马。"

我喜欢让脑袋跑到时速一千公里，而且我用英语思考。Of course。

我正在脑袋里跳着英国踢踏舞时，碧姬来了，手上拿着手机，脸上挂着超大微笑：

"有个女的打电话来，她有个很严重、很严重的问题。我立刻就想到你，想到你还有楼上的女病人。这故事不错……"

她手指按在话筒上，低声说：

"超怪异！"

三不五时我们就会接到这种电话，让人好气又好笑。

"您好医生，我刚才量体温，34℃。"

我的第一个反应：

"您是怎么量体温的？"

要知道，人体有些区域的体温会比其他地方来得高。此外，同一个区域也会有变动，例如，大脑面对动物纪录片会变冷，但星期六的深夜看某些"特定"频道就……

该女士的回答让我如堕五里雾中：

"量腋窝啊。不过我是电磁敏感体质，而且电话的波段跟微波炉一样。您会不会觉得，电波可以把身体变热，所以反过来说也可以把我的皮肤变冷？"

好个在劫难逃的逻辑。弗雷德和贾米主持的《原来如此》，必定会贡献一集给《从微波的皮肤冷却效应看体温升高》。

"您有手机吗？"

"没有，但是我家对面一百米外就有信号中继站。在公车上，也有人在我旁边打电话。有没有可能？"

我看着碧姬，她笑得背都驼了。

如何脱身？此时踢踏舞又在脑中跳了起来，每次跳每次都能帮上忙：何不指派另一个专家？

"我想您只能做一件事，打电话给您的接线员，他会有答案的！"

几分钟后，位于孟加拉国的某个电话平台，会有个可怜的家伙完全搞不懂天外飞来了什么东西。

大家都没有意识到，智能手机的出现对我们来说是项革命，尤其是跨文化的交流。好好运用手机，就像在重建古色古香的巴别塔。

我们医护人员都遇到过来自世界各地的病人，有罗马尼亚人、马达加斯加人、意大利人、西班牙人、英国人（英国人好多！）、葡萄牙人、瑞典女人（噢！），也有瑞典男人、德国人、土耳其人……

这么多文化真棒，包罗万象，可他们却有一共通点：都对医生心怀恐惧，就算是来自世界的另一端也不例外，人人都怕医生。

不过，我有我的终极绝招。

疾病和恐惧无国界？**音乐**也是，baby！

病人紧张地躺在床上，听你在那儿叽里咕噜地说法语，傻傻地试着说西班牙英语、意大利英语或土耳其德语，接着你挨近他的身边，按按他疼痛的胃、发炎的肾或膀胱（拇指男孩沿着胆管撒了几颗小石头）。

想到了吗？

我拿出手机：

"音乐？"

装出一副若无其事的样子，"随便"选了首歌。

我的歌单中有各个国家的代表作。把这事写出来，是为了让朋友们明白：拜托，我听《卡琳卡》*不是为了消遣（不过……没穿衣服……旁边又有伴的时候……不失为取乐的好方法……）。

我把音乐放出来，病人的脸立刻亮了，而且毫无例外，每个人都会指着手机开始摇头晃脑，似乎在说："嘿，看你给我弄了什么我老家的东西！"

然后我就向他们的腹部进攻。

两点发现：

感谢上帝，我从来没接过中国病人。中文歌，完全听不懂就罢了，音调还那么高，补牙的填充物都会被喷出来。

再来点关于英国病人的小插曲。《来日再相逢》†是首好歌，但听到第三十遍时，只想抄根木棍打一打薇拉·琳恩的屁股……

算了，病人第一：患者は本当にすべての上に行く！！！

---

* "Kalinka"，作于一八六〇年的俄国民谣。

† "We Will Meet Again"，英国歌手薇拉·琳恩作于一九三九年。

下午一点，楼下。

伊本·哈扬先生，七十二岁，阿尔及利亚人，书店老板，皱纹比卷成一团的衬衫还多，手臂有一大块伤口。缝线给了我们谈话时间，他把 r 发成打舌的颤音，称呼我"你"。

"来点音乐？"

我拿出手机，El Baraka M'rennika 在病房内唱得震天价响。

哈扬先生笑开了花：

"你知道榭·巴斯尼*？"

我做了个印度式摇头，既不代表"是"也不代表"不是"，要诀是以鼻尖画个"∞"：

"还好啦！"

我的谎言可比吉玛艾法纳广场†上的拔牙师傅。

"我们在倾颓的老木屋做爱"，他低声唱着。

我不知道他指的是什么，不过我很高兴，有人到了七十二岁还能搭成双背兽。我下定决心自己到了他的年纪也要有房子，想想看，在倾颓的木屋里，全身光溜溜地靠着某个人磨蹭，感觉挺不错的，只是来这么一下会感染破伤风。

---

* Cheb Hasni，阿尔及利亚音乐家。

† Djema-El-Fna，位于摩洛哥的马拉喀什。

我们聊起书：

"去看康罗伊*的《身体与灵魂》。关于人类和音乐，没人能写得比他更美了。"

我也迅速接着说：

"那么您也要读马尔克斯的《百年孤独》，也没有人能写得比他更美了。"

我总是那么细腻而有分寸。

我们聊起宗教。他已经不再进行任何宗教仪式："我并不是失去了宗教信仰，我只是太敬爱神，不想把他局限在人类狭隘的教条主义中。"

我和他分享自己对印度哲学非二元论的赞赏。他对以色列和巴勒斯坦冲突感到沮丧。

他会去读《百年孤独》。我值完班则会去找《身体与灵魂》。这可比某些回到家非做不可的事要好多了。我和他不会有什么机会再相遇，但我们会去读这些书，会记得这次谈话，这才是最重要的。

干这一行，首先要面对一连串丰富的交流。我们遇见这么多人；没错，都是些带病的躯体，但那是一个个的人。每天晚上我会对打动我的人进行盘点，就像守财奴清点他的财产，或是珠宝商为他的珍珠抛光。我在脑袋里收集人性，

---

* Frank Conroy，美国作家。

尝试捕捉大量面孔背后那最重要的元素。有时候一切都混为不成形的漩涡，里面尽是些嘴、鼻子、额头、伤口、疾病、微笑与清澈的目光。全都掺杂在一起，于是脸孔从我眼中消失。没关系：*Ellâm onru*。万物合一。

晚上六点，楼下，四号诊室。

您的仆人我，累了。值班快结束，腿很酸，背很痛，心很痛，很悲伤，没吃饭，没喝水，感冒了（有那么多小鬼对着你打喷嚏，可以死上三百十四次）。

我进到四号诊室，病人是小莉莉，四岁，还有她妈妈。

"您好，我是实习医生，由我来为您的女儿检查。"

母亲亮出她的利爪，口沫横飞：

"我们等了三小时啊！你们是太无能还是太懒？**你们太过分了！**"

我丢下听诊器，瘫坐在椅子上，闭上眼睛，塞住耳朵，想到我的腿、我的背：

"我什么都没看见也没听到。我会站起来，倒着走出去，穿过那扇门，用手肘把门关上，以确保耳朵好好塞住。我会在外面原地旋转六圈，然后睁开眼睛，拔下耳塞，再开门重新进来。我会自我介绍，也请您自我介绍，并且**态度诚恳**。不然我就再来一次，直到我看到微笑为止……"

我起身倒着走出去，原地转了六圈——碧姬看傻眼了。然后我再度走进诊室：

"您好，我是实习医生，由我来为您的女儿检查。"

接下来是世上最美妙的片刻，莉莉为我鼓掌，她以为这是变魔术！她妈妈笑了，向我道歉，我开始为莉莉问诊，就像炼金术士面对一块铅，但我得到的是金子，她不会有问题的，我也是……

晚上七点，楼下。

猫熊先生，六十四岁，一跤摔在竹子上，让它直直地插进左臀。这种植物很硬，干巴巴的，而且是根削成斜面的竹子，可以让猫熊先生的臀部永远记得它。

这一跤造成了两欧元硬币大小的洞，力道之强，就算是卡戈拉斯*也束手无策。

我清理伤口，挑出好几十块碎屑。

"我要请专家来了。先跟您说一声，他是个了不起的外科医生，但也是个混蛋。"

"啊！您为什么这么说？"

"因为他帮您检查的时候你会很痛。"

---

* Carglass，该公司专门修补车窗玻璃。

外科医生吠老大来了："您好。"

然后他把手指伸进小洞的最深处，完全没有察觉病人痛得做鬼脸。

病人痛不痛，对于吠老大来说，就像在水牛身上拔根毛，完全不需要考量。

看我把手指往右翻，上面戳戳下面戳戳，往左翻，下面戳戳……

他的手指前前后后，在猫熊先生的左臀里跳《玛卡瑞娜》*。

吠老大说：

"等一下会给您动手术，把伤口扩大，彻底清洁。"

然后走出病房，一个字也没再多说……

我看看可怜的猫熊先生，他死咬着上嘴唇。

我把手放在他肩上说：

"我没骗您吧，他是个了不起的外科医生……"

接近晚上八点，楼下，治疗室。

吠老大，人皆为己派的本家老大，转头对我说：

---

* "Macarena"，风行于二十世纪九十年代的西班牙舞曲。

"消息传得很快，我已经听说了你对六楼的执念。我得跟你承认，我也曾经有过很困惑的时期。这叫反移情作用，对你、对她都没有帮助。她就快死了。一心放在这个病人身上，也不能让你母亲活过来。"

我没想过会有这一幕。

一言以蔽之：头晕目眩。

我结结巴巴地说了不太高明的一句：

"随您怎么想。"

真有勇气！

往充气狮子身上扎一针。嘶——？就是我，漏气中。

吠老大出去了，我把自己关在厕所反省：我是不是把太多心力放在火鸟女士身上了？

刚才白雪告诉我：

"病人呈现半睡眠状态的时间越来越长。"

我就只知道这么多了，呈半睡眠状态，时间越来越长。

晚上八点，楼下，在我凹陷的狮子脑袋里。

当伤感的暴风雨在我的脑袋里打雷时，我会把自己连上完全不相干的事物。韩国小教授蹿进黑色的亮片云，挥着马鞭，一脸严肃说："奥维德，金霸王兔子电池，猫一只。

四个小时给你写！唰！"

四小时？不需要！我两分钟就给你做出来，只要给我来个女实习医生、一间候诊室、几个凑巧遇上的好病人。

晚上九点，楼上。

六楼，挥马鞭的小教授变得模糊不清，取而代之的是窘迫不安的白雪。她不知道自己应该微笑还是流泪。人死总是令人感伤的，但一号病房的病人离开人生舞台的方式让人感到疑惑。还让人情不自禁露出微笑。

"凯莉·金草太太去世了。"白雪告诉我这件事的时候，说话的语调就跟她的名字一样干净。

来自白金汉宫的凯莉·金草女士，雍容典雅，人品好，地位也高，五十四岁，是女王陛下的忠心臣民。有些人，我们用一个词就能定义。这些人很务实，不论好坏，都是例子：好的，应该效法；坏的，应该避免。

凯莉·金草女士，高贵优雅。

她病得很重。

今天早上，法比安和白雪很惊讶地发现，她还没有随着《露西在钻石天空中》骑上彩虹小马。

在她的病房里，凯莉·金草女士依然雍容典雅，虽然她的病魔得意扬扬，但她仍未弃守保持了五十四年的高贵。

病房里还有她的儿子、女儿和伴侣，他们轮流握着她的手。三天来，她一直在奋战。三天来，她的家人轮流守在她床前。

到了第三天，他们都同意休息一下，出去喝个咖啡。此时，凯莉·金草女士转向白雪问："他们都走了吗？"

"对。"

"把手给我。"

白雪靠过去。凯莉·金草女士，来自白金汉宫，雍容典雅，握着实习医生伸过来的手。

"我不想让他们参与这一刻。"

于是凯莉·金草女士，雍容典雅，来自白金汉宫，终于高贵地离去了。

我把白雪搂在怀里对她说：

"没人打得过英式优雅！"

妙！我让她露出了笑容！

我能想办法让白雪放轻松，但是死亡，凯莉·金草女士之死，以及其他在她之前的病人之死，让它的受害者以及围绕在身旁的人失去了防护……谁能断言，在我人生的某一天，会看到有人死？我们，医院里的所有人，却都敢说："对啦，就在这一天，就在这个时候，我看见……就是这个女人……这个小孩……这个男人……他躺着，我为他做了很久的心脏按压，然后老大说：'够了，别做了'，于是我明白在我站立的世界崩塌之时，一个巨大的谜也诞生了。"

我们是否永远都没准备好?

晚上九点过后，七号病房。

我进去的时候，火鸟女士全身都是汗，完全没意识到我的出现。我试着忘记她目前的状况变得越来越危险，依然按照我的习惯……拿凳子、笔记本，清清喉咙，开始念:

"六十六号病房住着患有老年痴呆的奶奶，她把自己缩在角落，决定玩一场战争游戏。既然要作战，就得有弹药。在奶奶乱哄哄的脑袋里，可能响起了几声冷笑: '那儿!那个黄色塑料桶，护士都把脏的针筒往里丢。哈，哈，哈。'然后凭借她年迈双手之力，没多久就把固定桶盖的螺丝拆了。

"助理护士一踏进病房，一支用过的针筒就划过她的左脸颊。她立刻去找护士荷贝洛，两人一道折返，和其他医护人员开起秘密会议:

'我们不要进去，好危险。'

'我差点变成独眼龙。'

'有没有听见?她还在叫，抱怨得很大声!'

'刚才好险啊。'

'怎么办?'

耸耸肩：

'当然是找维京老大。'

"维京老大一肩挑起这个重担，他穿上两件长袖外套，一手抓着小坐垫当盾牌，另一只手在扫把和输液架之间游移不定。最后选了扫把，效果比较好。他进到房间，四处飞来的针筒与奶奶的咆哮交织出熊熊战火。维京老大拿扫把挥开了黄色塑料桶。卸下她的武装之后，也放下自己的盾牌。

"奶奶转过身来，手上还抓着一大把。

"失智是真的，失守倒未必；她的存货可不少。"

火鸟女士有笑吗？我相信她笑了，我受到鼓舞，翻开下一页，继续念下去。

"白雪还是见习医生的时候，一开始是在有安保服务的精神病院实习三个月。也就是说，难以预料的三个月。病人星期一对你笑，星期四就把叉子插进你的手里。她只能紧紧抓着有特殊魅力的受苦先生，此人住进精神病院已有三十年了！和受苦先生在一起，每件事情都变得比较容易：他总能说出让人宽心的话。表现出'父'性的受苦先生，让人感到放心。他俩养成习惯，每星期五下午，在白雪回家过周末以前，都会下几盘国际跳棋。他会挂念她的学业和她未来的人生。他很了解医生：想想看，他待在那地方三十年了！

"实习就要结束，白雪有点心痛，最后再来一盘棋，一时冒出无法解释的冲动：

"'您为什么在医院待了这么长的时间？'

"他犹豫了一会儿才说：

"'有天晚上我很累……杀了七个人，用的是……'

"'停！我不想知道。我根本就不该问这个问题……'"

的确，白雪根本就不该问，搞得我现在也很想知道他用什么杀了那七个人！

我俯身向前，用黑色电影特有的戏剧化口吻，在病人耳边低声地说：

"他用的是……"

晚上十点，实习宿舍，戴着口罩淋浴中。

刚才我又继续说了几个故事才离开。我一边洗澡，一边想着金草太太和白雪。

白雪的问题到底是什么？她说，她从没发生过什么特别的事。我这朋友看不见日常生活中的美好，不论在这儿还是在医院。昨天，她代替我去急诊科。我后来问她待在楼下一天过得如何，她回答我：

"没什么特别的事。"

不是这样的。我们只需要看到复杂事物背后的简单一面，惊叹简单事物背后的复杂一面，那就够了。

白雪抗拒这种惊叹。人的美，不论是正在断气的金草太太，还是把自己变成史前石柱的银河王太太，这份美都震慑人心。白雪不提这些美好的相遇。有相遇必有分离。她的自我保护让她付出不小代价。封闭自己的心灵需要操练，毕竟那不是我们的自然状态。

在这方面，宝嘉康蒂酋长倒是很厉害。

我有时会叫她双面酋长，因为她就像蝙蝠侠。她和学生、护士及助理护士在一起时非常热情，极富教学才能，专注又亲切。她会为我们解释，向我们提问，希望看到大家在迈向就业的过程中获得进步。可是一和病人相处，她就成了十足的冰块。

"医生，我到底怎么了？"

"我已经跟您说过两次了。我可以再说第三次，但既不会改变治疗方案，也不会改变诊断结果。您的问题没有实质上的意义，您只是想要感到安心。不过，就我所知所学和所获得的资料，想安心，很难。"

冷若冰霜。

等到我接替她处理后续工作，听到病人说：

"哇，你们主管好阴沉，你们每天日子一定不好过吧！"

病人和我谈的完全不像同一个人。宝嘉康蒂是扑克脸酋长，走进病房就给自己挂上冷漠无感的面具。不能算好，也不能算坏，但是很有效，病人全都乖乖听话，因为被她吓到了。阿梅莉手握一杯好咖啡，跟我说酋长这行为的用意：

"还不是为了自我保护……"

白雪跟她一样，也是想把自己变得不为所动。

晚上十点，实习宿舍的餐厅。

我和阿梅莉喝着花草茶。花草茶一杯，外加朗姆酒。我们到了晚上，通常会进行这项名为"装样子"的活动。面前的餐点看起来像是四楼读书会的会员晚餐，但其实是酒摊。

菜单是：

· 南瓜-西葫芦-孜然浓汤

· 零脂无糖酸奶

· 橙子

· 鼠尾草-迷迭香花草茶

要把装样子晚会弄得很成功，关键就在于要抓好混进每道餐点的朗姆酒的分量。我和阿梅莉会带着自己专用的十毫升肌肉注射针筒。为了装装样子，这么做非常值得！

首先，测量就是一门学问，要让醺醺然的程度，从数学与生物的角度看来，完美符合我们的需要。我们早就依据自己的 BMI、年龄，以及肾和肝排出乙醇的效率，对自己进行过全面评估，绝不让酒醉在第二天留下痕迹。各位无法想象，从拿起酒杯开始到排出尿液，就那么一点点朗姆酒，必须通过肝脏与肾脏之间多少关卡啊！

浓汤里来一点朗姆酒，酸奶上舔一口，再给橙子的果肉注射一针。喝酒的同时觉得自己很乖，吃得很健康，问心无愧。这一餐似乎挺无聊的，但结束时，通常带着非常欢快的节日气氛。在我发明装样子晚会之前，从没喝过这么多花草茶，吃过这么多零脂酸奶……

今晚，阿梅莉的情绪低落，她没办法从工作中恢复过来。她需要谈一谈，把它赶走，但它沉重得出不去，少量的朗姆酒能帮得上忙。结果她哭了起来，我过去搂着她的肩，让她发泄发泄。

今天早上八点左右，阿梅莉在门诊部接待一位男士，男士说："我来申请文件的。"

然后他告诉她关于文件持有人的事。

"十六年前，我和太太因无法生育，领养了一个塞尔维亚小男孩。这件事让我太太疏通了不知什么障碍，我们竟然接连有了两个小孩，我们自己的孩子。"

这位男士大略说了十六年来的养育经过。阿梅莉听得什么也说不出口：

"学业一塌糊涂，打架，在商店行窃。他两个弟弟不会，但是他会。接下来就是喝酒。当然，也开始吸毒。都是些烈性毒品。"

我同事停下手上的工作，困难地吞了一口口水。他说下去：

"我太太不知道，但是我知道他是用什么去付吸毒的钱的。没错，我知道……"

他敲着桌面，露出心照不宣的眼神：

"他卖淫。"

椅子上的阿梅莉缩得越来越小：

"我能为您做什么吗？"

"我要申请文件，证明他不是我们亲生的。"

"为什么？"

"他一个月前自杀了，我们想把他从户口本上剔除。"

一片沉静。

"这样他等于死了两次。"阿梅莉轻叹。

她用手背把眼泪擦掉。我把改良过的橙子递给她。趁着这个交心时刻，我也来倾吐一下：

"六楼那个女病人……让我的脑袋乱得很。"

"你什么都不用解释。她打动了你，你愿意支持她，这就够了。如果你撑不下去，还有我们这帮实习医生，还有那些主管、法比安、碧姬，所有的人。你得打开心里的结。在等待这个结打开的同时，别忘了，我们都在同一条船上。"

她的手指碰到我的手臂，让我打了个寒战：

"你的手好冷。"

"手是冷的，心是热的。"

"也许我该度个假？"

"一走了之？你还有一条命要顾呢。"

"但是我一直在想：我不是念过书吗，这么多的书，又厚又复杂，这么多科学名词。在所有那些超难发音的名词当中，一定会有几个能告诉我怎么把她治好吧。"

阿梅莉……当她说话的时候，就连老先生也会仔细听。她没有什么缺点，盔甲上没有一丝裂缝。她聪明、出色，漂亮又温柔，不论做什么都很成功。还有白雪，她从来没发生过什么特别的事。涂片，怕老的那一位。当然还有阿梅莉，没有弱点，这样的人通常会让人生气，但是她不会。

"听我跟你说我是怎么发现书本贫乏到怎样的程度的。茶花女，十九岁，她因为胸痛被她的家庭医生转过来。她一直咳嗽，很疲倦，状况持续了好几个星期。她把原因归咎于考试，因为压力大，睡眠受到干扰。"

阿梅莉停下来，喝了一大口鼠尾草-迷迭香：

"X光出来，肺部是白的。我们又做了光纤内窥镜、切片和补充成像。结果：浸润性肉瘤加纵隔压迫。"

这些字眼看起来很复杂，但如果我们把上面那个句子里的很多字都改掉的话，就会变成"小女孩儿天后就会死"。

阿梅莉懂了：她永远都不会得出什么"小女孩会活下来，通过考试，结婚生子，过得幸福／不幸福，和她的猫一起终老"这样的描述。

有些字，不管我们再怎么摆弄都没用，它们的位置坚不可摧，它们的含义绝不动摇。

"我那时候很幼稚，还对主管们说：'可不可以切除她的肺？'我好生气。听天由命？这么快？休想！我不停地说：'我们应该要**做**点什么。'"

没人说话，她又喝了一口鼠尾草-迷迭香，接着说：

"我们什么也做不了。她死了。我不知道……真的不懂……"

他人的结局就像一面镜子，照出我们自己脆弱的生命。我们从医也许就是为了这个原因：在所有人当中，最惧怕死亡的，毫无疑问就是医生。

就在这充满浓浓的节庆气氛之时，涂片来了。每当我们感伤的时候，涂片就是我们的开心果，她是所有实习医生中最逗趣的那个。她把头稍微歪向肩膀，做了个很典型的耸肩，每次她做这个动作就代表又有好故事可听了。

"看看你们，脸色吓死人，活像两个海豹宝宝坐在快要融化的冰块上面。"她的目光落在我的橙子上：

"什么！'装样子'趴，居然没人跟我说！还有汤吗？"

我的下巴指向冰箱。她继续发射：

"你们**绝对不会**相信，今天早上小鸡发生了什么事。绝对猜不到！今天星期四，星期四的手术室挤满了肉馅卷那帮人。"

很有画面的说法，她的意思是指这一天，手术室特别保留给抽脂的人。今天早上肉丸老大，那位"细腻而敏感"的外科医生，进到手术室。脱光衣服的女病人，趴在手术台上。肉丸看见起跑器上的麻醉师，认为该女士已经被同事调的小酒给击倒了。天大的错误，他忘了医疗守则第一条：千万不可轻信外表。肉丸走近手术台，面对小鸡呆滞的目光，举起他的手——大得有如发情海牛的前肢——狠狠地一掌打在女病人肉嘟嘟的屁股上，大声地说："看看这肥硕的犀牛腿！草原上的伙食真不错！"受到惊吓的女病人，抬起手，低声对麻醉师说："我想，我还是全身麻醉好了。"

"说实话，"涂片也大声地说，"我们这位外科医生也算得上是诗人吧！"

我放声大笑，为了七号病房的病人，把故事记下来。她很喜欢我的故事，我想她儿子从来没有和她谈过医院的事。那就让我来吧，说说护士、医生、助理护士、牙医或运动疗法医生，无所谓，什么都好。

晚上十一点，实习宿舍。

"今天早上，"涂片说，"有个病人带她小孩来看感冒，我跟她说这里是急诊科，不是普通内科的诊所，她应该去找家庭医生。"

她回答："我还真的去了。"

好妈妈带着她三岁和七岁的孩子去到医生的诊所。

候诊室全满。医生迟到两个小时。

门总算开了：

"吹毛求疵先生，请进。"医生叫号。

吹毛求疵先生站起来，走过好妈妈的面前，跨进诊室的时候对医生说：

"您竟然迟到两个小时。"

大伙面面相觑。

此时医生指着大门：

"出去！"

"什么？"

"我说'出去'！给我走。"

然后医生转向候诊室里的所有人：

"你们全都走，给我出去，我不想再看到你们，谁都不想，我讨厌你们，受够了。滚出我的诊所……"

再一次面面相觑。没有人移动。医生吼了起来：

"你们是**聋子**啊？**我说全都出去！给我滚！快点！出去！所有人！**"

医生脱下手表，丢在地上，用力地踩啊踩。

好妈妈夹着两个孩子逃走了。

来到医院时她惊魂未定，还说："我再也不会回到那里了。"

"如果我是她，我也不会再回去。"小鸡说。

"医护人员也是会生病的，有时候工作能把人烤焦，"阿梅莉说，"可是谁来照顾医护人员呢？工作倦怠真可怕。假设二十年或三十年后，某天早上一觉醒来不想去上班，怎么办？看看那些主管，一个个都很厌倦，或是感觉无力。有些人一天到晚散布人皆为己的理论，还有一些人根本就很消沉。其他还有厌世的……"

"你们有没有和宝嘉康蒂酋长谈过？她有说过她的工作倦怠吗？"

其他人全都看着我，睁大眼睛充满疑问。我说：

"宝嘉康蒂酋长曾经有段时间觉得很累，不明白为什么有些病人能够坚持下去，但有些就从她手中溜走了。慢慢地，她在工作中失去了很多。生活就是起床，试着赶走心里的沉重，重新出发，再躺下，第二天再重复一次。"

宝嘉康蒂觉得自己每天都在推着工作上山，晚上再看着它落在山的另一边。

"有天晚上，她到医院的药局拿了'必需品'，放进外衣口袋。"

如果医护人员的自杀率最高，并不表示他们的工作最辛苦，因为各行各业都有各自的辛苦。可是，如果医护人员的自杀率最高，那是因为他们很清楚该服用什么"必需品"。

"洪傻医生，肿瘤科很迷糊的那个，救了酋长一命但他自己不知道。他正好打电话给她，讨论某个病人的事，无意间对她说：'今天早上大家在聊的时候，都说很欣赏你的表现。你把那些病人管得好好的，能和你一起工作实在很高兴。'"

他漫不经心地挂了电话。酋长把话筒抓在手里很久很久，后来她把东西放回药局，重新开始工作。

有时候，真正的"必需品"实在是微不足道，比方说，及时的一句好话。

"你好烦呀，尽说些悲伤的事，"涂片说，"如果我们不赶快换个话题，我就要去睡觉了。"

阿梅莉接着说："目前他很难保持客观。"

我不得不承认她说得对。真讨厌。轮到白雪了，她的眼睛在说："为了让你转换想法，把那些负面的东西丢掉，我真想带你回我的房间，立刻，就是今晚。不过这方法我们早就试过了，根本没用。"

她也说对了。

做什么事都需要时机。不论是令人沮丧的谈话，还是各式各样的冲动。

三个女人看到三个真相：

"我是个讨厌鬼。"

"我不客观。"

"今晚就勒紧裤腰带吧。"

女人话说对的时候真恐怖。

晚上十一点，楼上。

38.4°C

38.6°C

38.7°C

38.9°C

火鸟女士的体温正在爬升。

午夜的实习宿舍。

白雪有点喝多了，双颊红红的，她故意讲些伤人的话，用尖酸的语气指责我在性方面不成熟。我回嘴说她根本没有性生活。我尽我所能地赞美生命，把握每个时机，而且鼓励所有的亲友都这么做：人生只有一回。

我二十七岁，过着有规律的性生活。

我很严格地强迫自己遵守规定。秉持可靠的参考点，行事一丝不苟，这可是非常重要呢！

"生病是件倒霉事。当我离开医院时，我需要觉得自己还活着，触摸没有疮疤和伤口的皮肤。我要抱着某个不用乞求恩赐的躯体——除非他希望如此——某个没有病痛的躯体，眼里没有泪水，嘴里没有怨言。我没办法再看到别人的痛苦。"

我笑笑，继续说：

"我就是要惹人厌！"

白雪指着我挂在脖子上的一大片痕迹：

"那些草莓是怎么一回事？"

我拿出博学的口吻：

"为了每天提醒你们，还有别的方法会产生血肿，不光是车祸，或是服用过量的抗凝血剂。"

在我们这群实习医生当中，有些人什么也不做，有些人做得过多，有些人收集猎物，有些人过度依恋某个人，就像寄居蟹巴着它的壳。

前几天我还和安娜贝儿在酒吧里谈到这个。音乐、酒精、跳舞、笑闹。她的声音真多，是个很少见的人，安娜贝儿，类似欢乐版的皮埃尔神父*。她把这股精神表现得强而有力，时时刻刻从不间断，她从不显得不合时宜，面对任何情况都没有例外，也不会有失礼仪。即使是令人沮丧的日子里，她也会毫无保留地散播她慷慨的笑声，与人分享。在我看来，其中藏有某种低调而细腻的勇气。

实习医生通常表现出可悲的黑色幽默，这一点倒是反映了他们的性征：他们的笑和做爱是一样的，都有种习以为常的"谁来救救我"的调调，被掩盖在一切都好的表象下。

安娜贝儿跟我讲她的风流韵事。聊完性爱她接着就开始讲急救病房的工作：

"我曾经在一个星期内，遇到过住进来的病人几乎全是为了相同的原因。十五张床，十一个自杀未遂。我还一一去把他们自我了结的方式弄清楚。"

她笑笑。

"有一个朝头部开了一枪，脸全毁，人还活着。"

她笑笑。

"有一个吞氢氧化钠自杀，一辈子得用吸管进食。"

她笑笑。

"还有一个把绳子套在树上，气管就像湿掉的粉笔那样被压得粉碎。"

---

* Abbé Pierre，极受法国人尊敬的天主教神父。

她笑笑。

"另外一个在家开煤气，三度烧伤，烧伤面积占全身60%，爆炸还让她变成聋人。"

她笑笑。

我和她算蛮久的朋友，但没见过她这样笑。其中必有蹊跷。

对于二十七岁的人来说，死亡是件不可能的事。所以眼前的选项很简单：崩溃，或是假装没事。安娜贝儿选择了第二项，并且采用她最拿手的方式，假装凡事都可一笑置之。不过她美丽的绿眼睛骗不了人。

我搂着她说：

"好了，美女！我们去跳舞吧！或至少假装一下。"

当我们二十七岁时，我们跳舞。当我们二十七岁又念医学院时，我们跳舞，在火山上。

一整夜，实习宿舍。

其实说到感情生活，我和白雪是一样的。当你有太多人，身边其实没人；当你一个人也没有，身边确实没人。在这两种情形中，你都是孤独的。

六号门，是白雪的房间。看到我她并不惊讶。

"所以你觉得我对性还不成熟喽？那你要教我吗？"

我想到七号病房的女病人，她了解我。如果白雪此时此刻对我什么反应也没有，我会哭得像坨屎。

　　她抓着我的衣领把我带进去，关上门。

　　人世间有当务之急，但没我们想得那么急。

第六天

《苏珊》以及《波詹各斯先生》
尼娜·西蒙 *

我工作了一整天。

那么多的病人！男男女女，数十条生命和数十张脸孔。他们看起来都和七号病房的女病人很像。

她已陷入昏迷。

---

* Nina Simone，美国歌手、作曲家与钢琴表演家，创作类型包括蓝调、爵士和灵魂乐。这里载的两首歌原名为 "Suzanne" 和 "Mr. Bojangles"。

第六夜：值班

《等待》

M83[*]

下午五点，看着医院。

再怎么跳踢踏舞让自己动个不停也没用，我无法把这栋建筑物怪异的垂直线，从脑袋里清除。

我又想起那本印度教的智慧小书。某个僧侣也许会指着六楼用梵文说：

"看看上面，看到那些灵魂没？它们没有被无形的微风带走，消失在空中。它们正穿过窗户，这儿那儿地飘浮，有些不确定，有些胆怯，之前的生命让它们还处于混沌的状态。突然，它们以轻盈、崇高的姿态降到地面，穿过救护车的车顶，穿过正在生产的妇女肌肤。在那儿，由生命引起收缩的温暖腹中，它们遇见了新生儿的躯体，与它从头到脚结合在一起。"

---

[*]　M83，法国电音乐团。歌曲《等待》（"Wait"）出自 2011 年发行的专辑 *Hurry Up, We're Dreaming*。

下午五点，门诊办公室。

阿梅莉正在关照玛丽。

六十岁，发型有点老气，耳夹，颈上围着二手香奈儿方巾。

不过这些不是重点。

阿梅莉就她的打扮，开了她几句客气的玩笑。

"我是希区柯克电影里的女主角呢。"玛丽边说边笑。

"注射的过程还好吗？"

"好得不能再好了！"

病人又说：

"秘书告诉我，您的论文题目写的就是像我这样的人。见证就交给您了！一定要记录下来我现在有多开心，多平静。我终于找到了自己的定位。"

阿梅莉点点头，是啊，每个人都希望有一天能找到自己的定位。

"我出生时出现了一个错误，但这错误正被纠正过来。等到纠正好了，我就会忘记所有的唾弃、嘲笑、刁难和侮辱。"

说她容光焕发，一点也不夸张。阿梅莉现在看不见老气的发型、耳夹与二手围巾了。

"告诉大家我很开心，至于那些无法理解的人，他们只要记住'我很平静'就行了。我找到了属于自己的幸福。如此而已。"

阿梅莉把她的话记下来，日后写进她的论文："她很开心，很平静，那些完全无法理解的人，记住这些就够了。"

再过几个月，等到注射及其他部分完成了身体的改造之后，玛丽会成为真正的女人，把侮辱、刁难和嘲笑都忘了。还有唾弃也是。

阿梅莉很高兴看见这个人，此时此刻，就在她的面前，终于获得平静。

确实，记住玛丽的这一点就够了。

晚上六点，楼上。

我先到六楼转了一下才过去。宝嘉康蒂酋长想的和我一样，她正抓着火鸟女士的手。

我进到病房，酋长跟我说：

"今天晚上我们不用一起值夜班。碧姬罩得住。你什么时候想下来都可以。"

她把我拉到旁边：

"我之前犹豫了好一阵子，现在想想真傻，所以我决定把我的故事告诉你。"

她把食指按在心口上：

"发生在我身上的是个很美的故事。你是对的，不把它说出来和别人分享真可惜。"

她交叉双臂横在肚子上，一副自我防卫的姿态：

"我从来没跟别人讲过，你可别辜负了它。"

她把秘密说了出来，她说那是"理所当然"。我听得一字不漏，也会把它转述得一字不漏。以后，大家都会知道这个故事。

接近晚上七点，七号病房。

酋长离开以后，我坐上自己的老位子：

"好医生章鱼·吉诃德之美丽天竺葵的秘密！听起来不错，您不觉得吗？感觉上就像伍迪·艾伦拍的纽约喜剧。或是哪一部恐怖片……我和吉诃德医生实习的时候，了解到一件事：比刻薄的医生更糟糕的，就是刻薄医生的刻薄太太。吉诃德先生的乐趣是讨厌人类，他太太找到比一般人更有吸引力的目标：先生的家人。

"她给'克爽姑姑'来一脚，给'贝卡辛表妹'那儿砍两刀，再抓几下'班叔叔'……无穷无尽的坏心眼。

"有个这样的太太，章鱼医生的叔叔、姑姑和表妹不愁找不到敌人。

"午餐时间，当她挑战一边进食、一边吐胃酸的时候，我就欣赏好好章鱼医生的天竺葵。

"它们真漂亮。

"章鱼医生悉心照料它们。对人的失望让他把心思转移到植物上。

"他的天竺葵长得很茂密，五彩斑斓，十分动人。

"如此欣欣向荣可有什么秘密？

"我在实习的最后一天才恍然大悟，秘密就是阿扎斯先生。此人六十二岁，在开立证书的事务所担任顾问，患有血色病。由于血中含有过多的铁，他得定期放血，每两个月放血半升左右。

"阿扎斯先生从手提包拿出两袋血放在医生桌上，好好医生吉诃德立刻见血眼开。

"看见我愣在一旁，他说：

"'这是给天竺葵的。没有比这更好的肥料了。'

"既诡异又令人难过，他拿自己不再关心的病人的血来照料心爱的植物。"

女病人睡着了。我停了一会儿。这会儿她不会醒来，我还是继续说：

"再来最后一个故事？题目是《圣诞节的奇迹》。

"十二月二十四日，晚上六点半，我只剩下半小时的班，然后要搭一小时的车和家人团聚。我拼命祷告千万别有人找急救队，但急救铃还是响了，必须出动。我顿时变脸，值班的全体队员也是，大伙都急着回家。结果是调度员先开的玩笑。我本来是很搞笑的人，但在圣诞夜前夕，就算一心想要幽默也难。我迫不及待想和我爸吵架然后再跟他和好，跟奶奶说笑，听她回忆'只有一颗橙子当礼物'的年代，享受姐妹们准备的十三道甜点，还有拆礼物（一日小孩，终生小孩嘛……）。

"我的时间只够负责雅莉安女士，七十四岁，几年前就检查出患有前额脑膜瘤，正在接受姑息治疗。这一次住院的原因是痉挛，我为她在楼上找到床位。神经科医生悄悄对我说：'不用指望她的家人了，他们一找到机会就想摆脱她，就算她没有出现痉挛的现象我也不意外，他们肯定是要把房间空出来给朋友住。'

"当爱还眷顾我们的时候……

"我准备处方的同时，还对时钟的嘀嗒保持高度的注意力。她注意到我的目光：

"'都是因为我，您这个圣诞节不好过了。急着回家吧，真对不起。'

"我觉得有点丢脸：

"'不会不会，雅莉安女士。还有比圣诞夜迟到更严重的情况哩。'

"这句话好笨，因为有只大得像桃子的螃蟹，正在啃噬她的额叶，而且她还要独自在医院度过圣诞夜。

"确实是'更严重的情况'……

"她谢谢我人真好（？？？），我打电话到六楼把她转上去。然后我把手放在她的脸颊上，自己也不知道为什么（难道是圣诞节的关系？还是血糖过低？想从人们那儿获得一些温暖所以无法自制？），我亲了一下她的额头，就在她的脑膜瘤上方，并祝她有个愉快的圣诞节。她因此笑逐颜开。

"三天后，我听说雅莉安女士突然……"

我很自然地停顿了一下，才又重复一遍：

"三天后，我听说她突然……"

又停了一下。

"您想知道发生什么事吗？待会再跟您说。"

我起身，在她的额头上亲了一下。她美丽的脸庞一动也不动。我不知道她有没有听见，但如果她想知道故事的结尾，她就会等到天亮。

晚上七点，楼下。

太阳的光芒照到我们需要八秒钟。不过要是我们晚上六点半开始值班，就会知道这个推算是错的，其实需要十二个小时，待在急诊科一整夜的时间……我和维京老大、安娜贝儿和碧姬一起值班。这一夜必定顺利得不费吹灰之力。

夜间第一位病人，托特先生，指头上有个大伤口。他的结婚戒指卡进运转中的电动滑轮，结果戒指留在里面，骨头外的皮肉也是。

这样的指头用来挖鼻屎会很方便，可以一直挖到蝶骨，但要射箭可就痛了（此时我体内的狩猎女神黛安娜开始作祟：早上我在四海之内咆哮，听着肖邦梳鬃毛，给面包涂上藜麦，夹片生肉吃干净，随后穿着深蓝色Dim内裤射箭……大家都这么做）。

托特先生说：

"来吧，好好地翻一翻，我一点也不怕。"

"先上个麻醉，然后再检查伤口……"

"免了！冲吧！不要麻醉。"

我心想："硬汉，你不知道自己刚刚说了啥！"

好吧，他知道自己说了啥……

他一把夺走我的镊子，二话不说就插进自己的关节里……

"这里呢，什么都没有？您确定吗？"

我睁大了眼，不由替他痛了起来。他倒像没事似的。

"您知道吗，我只碰见过一个跟您一样强壮的病人。铁打修女，她真是坚如磐石，那些橄榄球员在进行局部麻醉前也会翻翻眼睛，但铁打修女要我直接缝伤口……"

托特先生哈哈大笑，说了一堆咸湿无比的话，恕我无法直接转述，大意是：

"那些刚强有力的橄榄球员都是身穿粉红舞衣脚踩高跟鞋的假货。"

晚上八点，楼下，六号诊室。

艾克多，六岁，脑震荡，还需要缝合头皮。我一进去，立刻就出现了巴甫洛夫条件反射：哭啊叫的。好个聪明的孩子！他很快就知道我不是来卖糖的。

我是不是应该跟他各退一步？太累了，勉强不来……他讨厌我。到了这个时候，我也不确定自己是不是喜欢他，还有他的踩脚。

碧姬来了。欢乐的庆典时刻开始，扮小丑，模仿，学动物叫，她还伸手在小鬼的胳肢窝挠痒痒。

"嗒、嗒、嗒！嘤、嘤！喵、喵！叽、叽！咩、咩！"
小孩放松下来。

"咕、咕！咻、咻！噜、噜！汪、汪！哞、哞！"
我们这位护士成了职业催眠师，然后问了那个决定性的问题：

"你最喜欢哪个超级英雄？"
他毫不犹豫地说：

"雷神索尔。"

本人也是美国漫画迷，但可不这么认为：

"可是他在生气的绿巨人浩克面前，还不如一根钉子。"

讨论的关键在于了解两雄相遇时，谁能压制谁。碧姬离开诊室前，拍了一下我的肩膀，像是在说：大功告成！小孩已经平静下来，我轻松地替他缝线，和他聊漫画。我那同事真是太神了。

总有一天，大家都会生病。这一点确凿得无人能逃。怕吗？当然，害怕是正常的。不过放心吧，在医院和诊所等着各位的，全是了不起的男人和女人。

总有那么一天，我也会有不小的毛病，像是淹死在一杯水里，脚踝严重扭伤，圣蜡节不慎三度烧伤（浇了朗姆酒的可丽饼，很危险啊）等。*

我希望自己被带去的地方，就像我遇见这几位男女的地方一样。他们会把我留在人世间。

他们曾经帮助我母亲把我带来这个世界。一年中他们每个夜晚都在，在那儿守夜、照料他人。他们是保卫世界的人。

---

* 圣蜡节的圆形可丽饼象征太阳，在今日法国，圣蜡节的宗教气息为可丽饼节取代。

晚上九点，楼下，三号诊室。

我眼前这位哈利·蛮仔，十七岁。右手的伤口二度感染，开始发红、发烫、发亮、发臭。

哈利阴阴的，让我很不自在。我已经很久没看恐怖片了……一些影迷可能会以为蛮仔先生刚从韦斯·克雷文 * 新拍的电影跑出来，片名就叫：《山丘有眼，斜眼看你》。

他的眼神带点邪气。我奶奶会说："他一眼盯着炉子烧开水，另一眼仿佛在说'小心有狗！'。"（我一直不太懂她的意思，但她就爱说这句……）

哈利说：

"有只蠢猫，我去逗它，结果它咬了我，那个蠢货！所以我杀了它。"

他这么说的时候看起来很坏，很坏又很笨。说狠一点，他学手语是为了告诉聋哑人士耳朵听得见实在很酷。

我是彩虹熊般的天真男孩：

"你杀了那只猫？！？！"

"是啊，谁叫那蠢货咬烂了我的手！不过我用石头砸了它脑袋。"

请宽恕我的罪吧。虽然我爱我的同类，但是这一回，

---

* Wes Craven，美国电影导演、制片和编剧。代表作有《猛鬼街》和《惊声尖叫》系列等恐怖片。

身为小小人类，我向巴斯德氏菌[*]病的保护神祈祷，希望：

1. 抗生素生效缓慢；

2. 药剂师错把镇痛剂拿成了安慰剂；

3. 哈利·蛮仔下辈子当小白鼠；

4. 绝对禁止表兄妹通婚……

圣埃克苏佩里写道："沙漠的美，在于某个地方藏了一口井……"

但在一些沙漠，我们必须挖得很深、很深……

九点过后，我的脑袋。

好与坏纯属相对的观念。我在这行学到的第一件事，就是我们永远无法知道为什么有人是这样而不是那样。我们以为自己认识他们，给他们分类，一边是坏蛋，一边是好人……就像吠老大 vs 法比安。不过，牵涉生命就复杂了。我们绝不是偶然的果实。没有人选择成为混蛋；生活中偶然的无情，划破了我们的人性。

五楼的阿乌哈先生是神经科的医疗秘书。三年前，我们第一次碰面时，他脸上没有一丝微笑。好冷啊，阿乌哈先生！我拿出自己的"反蠢武器"：对他笑。

———————

[*] Pasteurellose，这种细菌常见于脊椎动物。

后来我换了实习地点，几个月后才回到这家医院。我在走廊上又遇到阿乌哈先生，他一点也没变。我上帝国大厦学会跳探戈，恐怕都比从他那儿捞到微笑要来得快。我又动用了"反蠢武器"。

有天夜里，凌晨三点，我在急诊科为阿乌哈先生服务。他不仅发烧还呕吐，病历摊开来有手臂那么长，做过好几次手术，还有并发症、药物上瘾等。

我很仔细地为他处理。

我再次发现了每天都能在医院证实的真相：很少有人是彻底的坏蛋，然而有人很悲惨是真的。

现在在走廊上碰见，他会对我微笑，我也微笑。没有人勉强自己。他知道我知道这一点。

我已经把"反蠢武器"束之高阁，取代它的是"反惨武器"，只不过用的是同样的弹药……

晚上十点，四号诊室。

更正：也许真的有坏人，坏得无药可救。

受家暴之苦的妇女像大海，潮起潮落。她们来了，走了，又来了，大部分受害者无法切断自己与施暴者的关系。

为什么？

因为爱，是的，人可以爱上怪物，只要他能藏在日常生活那张平凡的面具下。还因为恐惧，而这是常态。也为了奉献："我有小孩啊，他们还住在家里。"还有期望："他会改的，会重新变回以前我爱上的那个人。"也出于同情："他是个不幸的人。"以及自卑心理："我什么也不是。"

受家暴之苦的妇女像海浪，打碎在我们面前，再被习惯与义务的回流吞噬带走。有的时候，她们不会再回来：

终于打破堤防，逃之夭夭。干得好；

或是打在礁石上，化为一摊泡沫，变成童话中的美人鱼。

我有过一位病人：一头褐发，身形纤细，个子不高，总是一副照顾别人比照顾自己重要的样子……这道浪，我叫她维多莉亚。

维多莉亚的三个阶段：

1. 上个月，涂片和安娜贝儿负责这位病人，开启了她们身为女性、身为医生的使命。

她们分别负责维多莉亚和她的同居人，二十岁和二十三岁。她来是因为脸上的伤，他则是手上的伤。

涂片负责维多莉亚。她的右眼肿爆了，说辞前后不一，从楼梯上滚下来，撞到家具角……版本改了好几次。

安娜贝儿负责男士。右手骨折，断了两根掌骨，说辞安稳妥当："我拍门弄的。"嘴角带着一抹笑："很用力地拍了好几下……"

维多莉亚拒绝告状："是我招惹他的，都是我的错，他不会再犯了。"

他仍嘴角带笑坚持说："我是拍门弄成这样的……"

2. 两个星期前，暴力再次出现，她也再次住院。这一次她手腕骨折，全身都有瘀血。问诊的时候她哭着说，都怪她，她自找的，谁叫她那么"笨"。

我还试着要和她说说话，但徒劳无功，做个小小的手势都能惊动她，更别说安慰了……

那一天，我想象自己在她的额头上放了金色的标记，叫她维多莉亚。那是最原始的魔法："我为你取名维多莉亚，因为从今以后，你将找到力量离开那个大混蛋，他把你的脑袋当成核桃来砸。"（编按："维多莉亚"［Victoria］和"获胜的"［victorieux］在法语中形近，寄托了"我"的美好祝愿。）

3. 今晚，有位病人躺在走廊的担架床上。她的脸肿到线条都消失了，就像发霉的马铃薯，白色、绿色、蓝色，以及深浅不一的红色。

我经过她的前面时心想："真是把你揍得够丑了，灰姑娘……"

我向被家暴妇女的保护神祈祷，同时想到了维多莉亚，不知道她现在过得如何。

脸庞如多彩马铃薯的年轻女人招招手，要我过去：

"从上次遇见你到现在，一切都好吗？"她说。

我惊讶得倒退一步，看了一眼病历表。她又回来了。

而且根本认不出来。被家暴妇女的保护神搭渡轮走了。在她额头上，我看见的不是维多莉亚，是滑铁卢。

我脱口说出三个愚蠢的字，像是在为所有男性同类的恶行表示抱歉：

"噢……糟糕！"

两个星期前她离开的时候，我们两个很认真地对视，她向我保证自己会提出控告。她答应过的。我以后不会再要她看着我保证任何事了，她的眼睛被暴力的拳头遮住了，连我都看不见它们在哪儿。

这一次又是她的错，她依然是"笨蛋"，而且他不会再揍她了，因为他向她发过誓。

晚上十点，马铃薯小姐吹了一会儿直笛*，还坚信自己在拉小提琴。

不论是今天，还是一个月前、两星期前，都是老调重弹。

受家暴之苦的妇女就像大海，潮起潮落。

---

* Jouer du pipeau，引申义为胡扯、撒谎。

接近晚上十一点，在我狮子的脑袋里。

我为什么要学医：

一号秘密：神秘啊神秘……

二号秘密：可以化解我对细菌的恐惧，就算整天洗手也不会让人觉得我精神出了状况。

三号秘密：这么说吧，那是童年的某个早晨，带有小男孩和热水的感觉，头发是湿的，眼睛又红又痒，全身都是氯的味道。

大家从市游泳池出来，吵吵闹闹，四处乱跑，一片喧哗，足以让领队的老师长出白头发。那是八岁的某一天，好玩得很。

突然，街道拐角处，迎面走来一位女伯爵*。她一身炫目颜色，还穿着马甲与高跟鞋。

八岁的小孩已经知道眼前这位不是修女，对于不在"标准范围"内的人，小孩们具有病态的好奇心。

她的身上有个什么东西吸引了大家的目光，但不是撕破的发网，也不是歪歪扭扭的黑色长筒靴。是她，下唇被切开，一边脸颊从太阳穴裂到嘴角。最后，吸引大家目光，

---

* 十八、十九世纪的法国出现过几位著名的妓院负责人或妓女，有的当时的外号就叫"女伯爵"，如 Marguerite Gourdan，有些后来成了伯爵夫人。

然后把影像搬到记忆小屋里的，是女伯爵绝望的双眼，这对眼睛停在一群突然静下来、正在观察她的喧闹孩童身上。

那双充满恐惧的目光瞧见了我们。

在男人的面前感到羞耻，她认了。不过面对一群小孩就不必了。

生命中确实会有决定性的瞬间。看到受虐的狗？小孩可能会成为兽医。看到受虐儿童？他可能会成为儿科医生。然而此刻既不是这个也不是那个，而是从着火的城堡中逃出来的女伯爵。

小孩向自己发誓，以后他会杀了那些伤害她、放火烧了她宫殿的人。不过后来他知道就算有"正当"理由也不能杀人，但幸好，伤害是可以修补的。

他会治好那张嘴与那张脸，再把裂开的器官缝起来。

而且他要写出那个女人的故事，向世上所有的女伯爵致敬。

如果可以的话，他要为那些以血肉换取金钱的女人找到安身之所，是她们让一群八岁小男孩的内心生出使命感。

他要建造一座不会失火的城堡。

也许在印度的本地治里邦，或别的地方。

不论在哪儿总要开始做。

晚上十一点，楼下，四号诊室。

熊大先生，五十六岁，醉卧街头。他在医院走廊上咆哮：

"我要回家，听到没有！我要回家。"

"您现在在医院，我们会照顾您的，别急。"

接着他说了几个神奇的字眼：

"可是家里还有个小的！"

我瘫在那儿，差点没得脑疝，说话也含糊了：

"小的？什么小的？您是不是说有个'小的'？"

熊大先生说：

"他六岁，独自待在家。我有留喝的，但没有吃的，而且暖气也没了！"

我不能为维多莉亚做些什么，不过我决定为熊大先生的小男孩付出一切努力。我立刻打电话给消防员、社会福利机构、警察局、军队还有总统。

"您那位小的叫什么名字？"

"汤米。"

真可怜！寒冬独自待在家里，没东西吃，也没暖气，该有多冷啊，而且还叫汤米！

二十分钟后，警察打来电话：

"我们已经进到屋里，没有小孩，只有一条狗。"

我这才恍然大悟。

"您的狗叫什么名字？"

"不是说过了吗，叫汤米。"

汤米原来是条狗。

晚上十一点，四号诊室。

里欧奈，十二岁，学校里的野蛮人朝他脸上揍了两拳。都这么晚了，他爸爸才总算说服他上医院。里欧奈是个用功的学生，将来要当工程师，到处去盖桥。不过有个状况：里欧奈口吃。哪怕只有一点点压力，说出来的话语中有那么一丝丝内容或感情，他的舌头就开始在上腭跳踢踏舞，就像海豚点头。

"我——我——我怕——怕——去——去——去——上学！"

悲伤的海豚。

站在一旁的父亲决定让里欧奈在家自学。

"不能再这样下去了。他们会毁了他。"

我对那位父亲说：

"您可以让我单独和您儿子谈谈吗？两分钟就好……"

父亲出去了，关上门。

（四号诊室禁止旁听。）

等到父亲再进来时，我和里欧奈两个笑得跟疯子一样。

"我们要带他去照 X 光，检查一下鼻锥结构。"

一个小时后，里欧奈回家了。虽然说起话来支离破碎，但鼻子很坚固。

时光倒转：我对里欧奈说不要害怕。就这样。时间会解决一切。我对他就说了这些，而且里欧奈相信**我说的话**。

为什么？

我十二岁时也会海豚点头，舌头也在嘴里跳踢踏舞，同样也会因为别人的目光而痛苦。

后来一切都改变了，话语不再像带刺的铁丝，舌头轻松地展开，不会像翻魔术方块那样逗弄一个个音节。我自己都感到惊讶，我还开始说故事，甚至爱上了说故事！我的身体不再老是缩着，骨头抽长，肌肉隆起。同学们也变了，没人要搭理那几个野蛮人，生活改变了每个人。没有任何例外。

全都不一样了。

大半夜的咖啡时间。

工作到了周末，非得来杯咖啡不可，其他人都在酒吧拼命喝酒。小鸡带上了茱德。我的预感真灵，老早就想象过小鸡和娜芙蒂蒂的孙女在一起。多美的画面啊，一身黄毛的外科医生和戴着角盔的女孩。真正的超现实。

茱德很喜欢定期找医生以外的朋友办派对。这些派对都很风雅，即便如此，我职业病使然，总免不了要讲几个带点颜色的逸事。上一次为了让他们轻松点，就想说说涂片在妇科问诊的事。茱德很敏感，不想听太"垃圾"的：

"如果好笑的话你就可以说，"她很坚持，"所以我得先问你：好笑吗？"

由于我非常非常想说，所以撒了谎：

"当然！"

茱德不太相信：

"啊……好吧。"

"橡木太太，三十六岁，阴道出血来急诊科求诊，当时是涂片值班。"

茱德露出第一个苦笑。

"涂片和女主管为她做检查，从橡木太太的阴道里取出六片刮胡刀片。"

茱德出现第二个苦笑。

"她们问她为什么要这么做，橡木太太说，因为'做爱的时候没有任何防护，所以她要杀掉那些精子'。"

茱德的第三个苦笑出现了，脸色发白，嘟哝了一句：

"你这故事一点也不好笑！"

我却笑得眼中含泪：

"当然好笑，因为你不可能拿刀片杀死精子嘛，它们那么小！"

凌晨一点，楼下。

碧姬过来叫我：

"有个医生打电话来，她要找个同行说话。"

"可以请维京老大听吗？我在忙……"

"他也很忙，和安娜贝儿出去急救了。对不起啦，小可爱……"

我接过电话，那一头的声音有点急：

"您好，我是盐花，家庭医生，我需要把接下来要做的事说出来，您不用给我什么建议，因为无论如何我都会去做。您只要听就可以了，说完我就挂电话。"

如果不是她的声音听起来像快要断掉的弦，我恐怕会哈哈大笑。现在是凌晨一点，我所听到的事扰乱了我的心境。

盐花医生说的是她的病人，八十六岁；他的头、他的牙齿、他的那些回忆，好的、恐怖的都有——其中一个刺在手腕上*……

现在他即将来到生命的终点，但他不要待在家里，因为他怕自己孤独地死去，也怕被送进医院。

他的感受、他的决定、他的选择。到了八十六岁，人

---

* 第二次世界大战期间，所有被关入集中营的人，其手腕内侧都有纳粹刺下的一串编号。

生的经验何其丰富，记忆何其广泛，看见什么东西都能勾起一段回忆，每个细节都能引出某个日期、某次相遇、某件物品，他的身边伴随着无数鬼魂，有的好、有的坏……

再说，到了八十六岁，我们拥有要求的权利。

不要在家。

不要住院。

那么，要去哪儿呢？

盐花医生说了很长一段时间。她正和她的病人在一起，现在已经很晚了，他在车里睡着了。她把所有的问诊都取消了。

她要带他去瑞士，在那儿，协助自杀是合法的。

她会握着他的手。

他要求她这么做。

她照顾他好几年了，没办法拒绝。

不管是对还是错。

在瑞士，他们会一起凝望着远山。白雪皑皑的山谷将带走保罗的回忆，悲伤的、愉快的、辉煌的、可怕的，所有的回忆。刺青也是。

一点过后，楼下，维京老大和安娜贝儿，急救任务。

我什么话都还没说，盐花医生就把电话挂了。她只想把这件事说出来，不想听到任何批评或道德教训。有时候，听话也在急诊的范围内，不论对象是病人还是同行。

电话还抓在手里，艾米莉·狄金森的诗句让我的脑垂体柄隐隐发痒：

"要远离魔法就得逃个不停。天堂是选项。"

奥维德和艾米莉，关于追捕人类的厄运，这两位诗人应该有很多可以聊。

此时，医疗急救队被叫去某个舞厅，有人昏倒了。

木炭小姐，二十八岁。据她几个朋友说，"她常常装病"……她也许应该把朋友换了。

急诊医生最痛恨的就是有人"装病"。木炭小姐今天运气很差，我这老大是急诊医生中的急诊医生……加上凌晨一点……木炭小姐的这笔账可不得了，她还不知道自己惹上了什么麻烦。老大当着"毫无知觉"的病人跟安娜贝儿说：

"你看，我把她的手举过她的头，然后放开。"

他放了。

"如果是真正的晕厥，手会打在脸上，不会出现这种自行避开的反射动作。好了，小姐，睁开眼睛吧！"

白雪公主不理不睬。

"人的身上有几十个痛点，举例说明，拿起她的食指，把圆珠笔压在指甲上，用力压。"

他压了。

小姐动了一下，但眼睛仍然闭着。

"接下来是个百战百胜的老方法，捏住乳头，用力扭。"

他转头看看护士。于是她扭了。

小姐的身体也扭了。

"检验时遇到这种情况，如果病人是女的，最好也请女人执行，要不然我就惨了。"

可真有你的，小姐！

"最后，如果你还有疑问，就抬起眼皮，在眼珠上弹指两下。哒！像这样！弹两下！哒！哒！"

他弹了。

木炭小姐坐了起来，喃喃自语了几句，没人听得懂。安娜贝儿为她翻译：

"我投降！住手！我投降啦！"

我要把这件事说给七号病房的病人听。

凌晨两点，楼上。

体温爆表。火鸟女士烧起来了。

一个星期前，七号病房。

她的话真多：

"我参加过一次天体营。现在是不可能了，自己照照镜子就知道了……你应该看看我年轻时的那个脚踝啊……夏天穿条热裤，我就是全天下的皇后！有些女孩需要打响指来引起男孩的注意，我只要秀出两条腿就够了！"

她到处捏了一遍自己的身体，很不满意地撇了撇嘴：

"幸好，我这个病不会传染！要不然都没人敢靠近我了。食物只能从门底下推进来，像土豆泥、猪肋排或醋栗果冻就很不方便，只能准备比萨或可丽饼之类的。托马做菜很好吃，可是他就从来不说故事。"

悲伤笼罩了她的脸：

"他这人沉默寡言，我从来都不知道他在做什么，完全不知道，他还是我儿子呐。你会跟我说吧？你会告诉我你们都在做些什么吧？我想了解我儿子的工作……只有一次，他跟我说了一件事，就那么一次。关于某个有癫痫的女孩和煎锅的故事。你听说过吗？"

我不作声，这个故事算是某个都市传说，每家医院的急诊科都传过，我个人很怀疑它的真实性。不过，既然这是托马跟他妈妈说过的唯一一件事，我就姑且跟她说那是真的吧……

凌晨两点，楼下，一号诊室。

安娜贝儿，嘴里含着可乐口味的棒棒糖，正在照顾弗拉迪米先生，他是游民，凌晨一点半从街上被送过来，每根脚趾都有三克酒精，此外他还骨盆疼痛，体温略高。真令人担心。

"我们需要做尿液检查，如果您准备好了，请通知我。"

"您还有棒棒糖吗？我好几年没吃了！"

"先小便，然后看情形再说！"

过了三十分钟还是没有尿意。

弗拉迪米抬出醉酒男子汉的起哄口吻：

"没有尿。喂，金发妞，暖气可不可以开大一点，顺便把灯关了？我想眯一下。"

安娜贝儿非常惊讶：

"什么金发妞？我的头发是褐色的！"

弗拉迪米撑开眼皮：

"现在是什么情况，还真是！那个暖气，到底有没有啊，金发妞？我要闭眼了。"

"你现在体温 38℃ 外加骨盆疼痛，这件事我不能不管。没有小便，就没……（她东找西找）没有小便。算了。"

又过了半小时，安娜贝儿说到做到，一定管到底。

"想尿了吗？"

"喂，金发妞，有没有人说过你跟尿有仇啊？"

凌晨两点，安娜贝儿不顾一切要拿到尿液样本，迅疾作出回答：

"喂，有没有人告诉你，你的前列腺已经发炎了？"

弗拉迪米，擤了擤鼻子：

"拜托，金发妞，我很想让你高兴一下，但没有就是没有。你知道要怎样才能启动排尿的功能吗？"

讲究实效的她开始想："二十四小时内补充十一升的水，外加五克到六克的利尿剂，我和护士坐到你的肚子上，发出流水声……"

这位老兄却比她还讲实效，提出了更实用的方法：

"一大杯黑啤，外加金发妞，要满满一大杯足量黑啤噢！"

凌晨两点，安娜贝儿，又名金发妞，为了尿液样本不顾一切。凌晨两点，弗拉迪米，不顾一切就为了满满一杯足量黑啤。真是泰坦与泰坦的战斗！

接近凌晨三点，医院，夜晚是黑白的。

亲切，这个词以前还有赞美的含义，但一年年下来，已经成了容易受骗的同义词。到了现在，说某人很亲切，几近于侮辱。

第六夜：值班 | 247

有个狮子头的实习医生，他人怎么样？他很亲切……

以下是几条在医院里绝非无用的注意事项：

1. 不要当混蛋。有病人在床上悄悄告诉你"我很想上厕所"，这时最没意义的反应就是对助理护士说："你来吧？"谁都知道便盆放在哪儿，而且助理护士早就忙疯了。（再说有腿是件好事，这个时候，两腿就派上用场了！）

2. 机灵一点。拿止痛药给病人时，动作要快。不是为了表现得多有人性，而是，身上不痛的病人比较有耐心，但病人不管再怎么有耐心，只要一痛起来就没耐心了。（说得够明白了吧？）

3. 当个真正的妈妈。病人冷了就为他加条被子，可以再来一条枕在头底下。（病床上可没有能够调节温度的床垫，而且老人家都喜欢垫高一点。）

4. 抽完血请告诉病人至少要等三十分钟。地下室的化验员不是印度湿婆，有上千个化身，他只有两只手，而且机器的运作需要一段时间，压缩不得。你并没有把病人忘了，但在等报告的期间可以看看别的病人。

这叫正确的观念吗？不，这些连好意都算不上。如果病人能放轻松，我们的工作就能做得更好。如果病人不感到疼痛甚至觉得"自在"，如果他不觉得冷，后颈不论是否靠在靠背上都不会僵硬，而且他知道自己为什么要躺在病床上等待，我们就能检查得更完善。

在这些情况下我们的检查工作会做得好上加好，临床检查，正是我们的工作。

这不是要表现得很亲切，而是为了有效率。

凌晨三点，我们的宿舍。

实习宿舍有个房间是特别为值夜班的学生准备的。不过通常急诊科挤了太多病人，夜班学生根本没时间回宿舍睡觉。

那天早上五点，我偷偷溜出白雪的房间时，看见宿舍的客厅有灯光。

然后我听见了一些声音。冰箱开开关关好几次，贪吃但瘦得没肉的指头把糖果纸揉得窸窣作响。另外还有些奇怪的声音，好像掏空的下水道。一会儿我就懂了，漱口与喘气声，那是痛苦的女孩正在干呕。用手指刮一刮食道，再漱漱口。在安娜贝儿把可口可乐棒棒糖拿进拿出的背后，还有眼泪与呕吐。

夜晚的一切都是真的。

凌晨四点，楼下。

"无感"曰："如果能从奇妙的角度看待生命，生命就会很奇妙。不然它只是一罐大便。"

我和大家一样，生活由"有感"日和"无感"日组成。

碰上"无感"日，我会自然倾向于觉得人类如同罐装绝望里的绝望，放在被宇宙遗忘的某个架子上。

今夜，令人难过地和维多莉亚重逢之后，算是迎来了"无感"日。

年轻的马自达先生来到急诊科，三十岁的人看起来却只有十四岁：

"我跟妈妈一起住，他们说我想事情想得不够快，所以不能自己住。"他解释给我听。

他说话很慢，但很温和。他的出现扩大了我们四周的空间，给了时间奇特的收缩感，因为他就在那儿，但仿佛又不存在，轻盈而短暂。几乎像云雾。他不存在。

我指指他膝盖和手肘上的伤：

"怎么了？"

"昨天晚上，我下自行车时，地上有只毛毛虫，我避开了，结果撞到邻居的栅栏。我以为它会结疤，但流了很多血。"

我为他缝线。他是园丁，"喜欢树，喜欢花，它们慢慢地想事情"。他跟我说了十次谢谢，好像我拯救了世界似的。我突然有个离奇的念头："幸好他穿鞋子，不然睡莲就会从他脚下冒出来，像佛陀。"

如果时间会有停止的一天，我希望它发生在这样的问诊之后。我会站在走廊上，失去所有的力气，心思一片混乱。我会看着他离开，遇见奇妙的他所带来的奇特感受，会永远留在我的心里。这样的病人让我们变得乐观。

在"无感"的日子里，我看所有人都像罐装绝望里的绝望，放在被宇宙遗忘的某个架子上，我只希望遇见一个又一个马自达先生，提醒我世上还有更复杂的情况……

凌晨五点。

我和安娜贝儿被叫到楼上去。她去老年病科，我去神经科。

她那边：

安娜贝儿要忘记这一夜可不容易……怎么说呢？这位专攻普通内科的超强实习医生，已经连值三天夜班，现在只想睡上四十八小时不起床。一整个星期都待在急诊科，好比吞了摇头丸的狂欢派对，只觉得时间高速流逝，病人川流不息，形成了强大的漩涡，让人头晕目眩。

那烦恼是？

傍晚六点的时候，安娜贝儿已经处于临界点，要开始急诊科的最后疯狂夜了：

"不喝咖啡，不吃维生素C，撑不住就来一两个耳光，一下子就结束了，明天就可以睡觉了！"

她忘了吃避孕药，在袋子里翻来找去，摸到了小盒子，掏出一粒直接吞下去。不是很正常吗？但这一小段过程有很多事可以说：

首先，女孩们，整理一下你们的手提包吧（大家都知道里面总是乱七八糟的……这么说没有冒犯的意思……爱你们噢）；

其次，把东西放进嘴里以前一定要先检查一下，等到吞下去就太晚了；

最后，千万别把避孕药和安眠药放在同一个地方。

不幸的是，安娜贝儿，普通内科的超强实习医生，想补救也来不及了，她即将经历生命中最惨烈的一夜……

"明天就可以睡觉了。"她一头撞上老年病科的大门之后，再度对自己说。

现在她正踏进病房：

"我来为拉斯普丁先生确认死亡状态。"

"我已经通知家属了，他们三十分钟内会带衣服过来。"

安娜贝儿跟她道谢，转身察看病人，几乎立刻又问护士：

"你刚才说家属多久会到？"

护士以为自己预留了不少时间，包括实习医生的时间在内，颇为满意地说：

"应该就快到了。"

"问题是，我有摸到脉搏。"安娜贝儿的脸色和盖住病人的床单一样白。

护士伸手去摸：

"要命！还有脉搏！他还没死？"

半昏迷状态的安娜贝儿摇摇头：

"还没死！"

两个人都慌了：

"怎么办？"

"这样吧，要不就是我打电话给家属说：'愚人节快乐！他还没死！'，要不就是在家属到以前……让他……呃……你知道吗，就是……"

"我们不能说'愚人节快乐！'"护士说，她太严肃了。

"是的，不能这么说。况且现在才三月。"安娜贝儿说，她太不严肃了。

终于，拉斯普丁先生在接下来的十五分钟内平静地走了。

我这边：

接起电话，是四楼的护士："有位西瑟太太，九十八岁，看起来不太好。"

描述得太好了！简单明了！要是换个方式说我反而会

很惊讶，像是：

"西瑟太太醒了，我是打来告诉你她状况不错，年轻了三十岁，还能下床走路，现在和她孙子打网球去了。"

所以，我来了，夜行超人游荡在医院的走廊上。

医学生的身体构造很有问题：我们应该像企鹅那样具有平滑、有弹性的腹部以及黑白小翅膀，以便弹出去用肚子在地上滑行，再用小翅膀奋力推动前进。这样我们就能移动得更加快速！失眠的病人与正在吃醋栗通便果冻的病人，看见这帮夜行年轻人从眼前全速滑过，比花样溜冰选手更胜一筹，应该会很欢乐。

然后我们再创立新的生物分类：帝企鹅属，医学生种。外加狮子头与红绿格纹衬衫。

我一边在心里为"看起来不太好"的症状建立疾病清单，一边思考该为"让人看起来不太好的疾病"施以何种治疗方式，同时人已到了四楼，但仍旧一头雾水。这类疾病太多了。

我进到病房，偏执的护士又说了一遍：

"她看起来真的不太好！"

"意思是？"

"她不动了。"

我做了检查，然后对她说：

"没错！她死了！"

病房里有三个人：九十八岁的西瑟太太，死于看起来不太好；凌晨五点的护士小姐，看起来早已不太好了；至于实习医生我，在这凌晨五点，脑袋里不断重复"九十八岁、九十八岁、九十八岁"，为了安慰自己，以及营造一切真的都很正常的气氛。

早上六点，急诊科治疗室。

我其实很喜欢在夜间工作，整个急诊科多了些怪异的露营气氛，我们像是驻扎在兵营里。

早上六点左右，如果没事的话，碧姬会拉张凳子放上她沉重的双腿，裹着暖和的毯子，把头往后一仰。我则是找张空床躺上去，打个小盹。有的时候如果等太久，我会真的睡着，醒来时碧姬已经不见，但她会把暖乎乎的毯子盖在我身上。

今夜的某个时刻，没有病人，但有沙发和沉重的腿，周公又不断向我招手。半梦半醒之间，有个回忆猛地浮上心头。那是一年前的事了，我还待在好医生章鱼·吉诃德的诊所。有一天以利先生来到诊所，他五十八岁，每餐饭后腹部就会疼痛。可能得了胃炎。章鱼医生让我为他做检查，他在旁边整理文件。

以利人很好，他是英语老师，打算不久后就提前退休。

他很喜欢济慈，我从来没读过他的作品；不过我们都很欣赏布莱克 *，他是个天才。至于弥尔顿，老实说我念《失乐园》没办法超过十页，以利先生用宽容的眼神看着我（同时，我正用力按压他的上腹部……）。

他非常骄傲地提到自己十八岁的儿子约书亚。

可以感觉得出来，这个男人的生活颇为平淡，但他儿子不一样。

"约书亚不知道自己该读高等商学院还是学医。"他告诉我。

我一边为他问诊，一边忍不住要管闲事，吹嘘起医学院课程的优良品质。

病人很热情地和我们道别，拿着处方走了。

章鱼·吉诃德医生仍埋首于他的文件："他死了。"

"什么？"

"约书亚四年前死了。他踢完足球之后去睡觉，就再也没有醒来。这叫猝死。他当时十八岁。"

当我心情低落的时候，我会想到以利，他和人说起儿子，好让他儿子继续活在世上。想起以利不会令我感到轻松，但能帮助我和人类重修于好。

---

*　William Blake，英国诗人和画家，浪漫主义的代表人物。

突然间天外一棒落在我的头上。

碧姬轻轻碰了一下我的脸，让我醒了过来。

"叫醒你了，对不起……"

她神情悲伤地把话筒递给我："六楼值夜班的肿瘤科医生。"

我的胃整个扭在一起："走了？？"

"喂？"

那头传来沙哑的声音。临终的病人吵醒了临睡的癌症专家洪傻，他是负责姑息治疗的迷糊医生。怪人一个，只在夜里工作……

"你的病人，住七号病房，你很喜欢的那一位。"

"怎么了……"

"她的情况越来越糟，所有败血性休克的症状都出现了。鉴于她本来的病情，我们不打算进行任何抢救，不过已经做了适当的姑息护理。"

"这样好吗？"

"当然，除非你想把她的痛苦继续拖下去。"

我对着电话大叫：

"您不懂！她儿子快回来了！他要在她……之前……陪在她身旁……"

"她儿子？"

"他叫托马，是医学院的学生，才刚在雷克雅未克做完实习。因为火山的关系被困在那儿，或是纽约的机场，我记不得了。反正就是大西洋上空的某个地方！他在飞机上……他快来了……"

突然间我的意识闪过一道恐怖的亮光，让我猜到洪傻医生接下来要说什么：

"你在说什么？她一个家人都不剩了，她儿子十年前就死了。不过他那时确实是在冰岛，在医院当交换生，后来去欧洲度假，然后去了美国，最后搭上联航175班机，撞上了世贸大楼。不说了，我很困，我也很怕鬼。"

他挂上电话。

火鸟女士的儿子二十四岁。在她心里，十年来他一直二十四。从飞机撞上大楼，把建筑物变成火山的那一天开始。

我头也昏了，眼也花了。

夜晚的一切都是真的。

早上六点，我的脑袋。

章鱼·吉诃德医生说到约书亚，用了"猝死"这个词。猝死的范围包括新生儿、儿童、青少年、年轻女人、成年男人……

可能是夜晚，可能只是打个盹，有人平静地睡着，但再也不会醒来。

有人要找出原因，打开死者的躯体四处搜寻，结果什么也没有。心脏没有异常，没有服药，没有吸毒，没有细菌，没有病毒。只有胸腔上横过一个偌大的问号。

这样的时刻，不可避免会埋下带有偏见的字眼，像是"奇怪"：真奇怪，人就这样死了。像是"不公平"：真不公平，人就这样死了。

还有科学家讨厌的这个词：超自然。真是超自然，人就这样死了。这么一说，它和人体自燃成了一丘之貉。

将来的某一天，我们会给猝死安上名字"全是因为X-42OH17病毒"，用字母与数字把它包装起来，让每个家庭有了可资憎恶的对象。就像是众多疾病的一种。

我们的生命有一部分可以归纳成一个动词："接受"。从一次牺牲到另一次牺牲，从微小的让步到巨大的挫折，该如何迎接不可逆的事实？

何谓人性的表现？医院提供了寻找答案的机会。在宣布终点到来的那一刻，我们听到了每个家庭说出的话，我把这些反应记下来，想知道"身为人"代表什么意思。

自私一类，如木星先生的家人，木星先生九十六岁，他的家人否认老先生的支气管重复感染：

"不可能的，快点急救。"

又像是土星太太的老公：

"没有她，我会变成什么样子？"

暴躁一类，如年迈瘫痪的水星先生的弟弟说：

"你们这群没用的家伙！"

也像金星太太的儿子：

"不可能。"

宿命一类，如月亮先生的太太，当月亮先生这位农人在田地被收割脱粒机碾过，说：

"都是命啊……"

还有妈妈们，像是火星的妈妈，当十七岁的火星出车祸，妈妈瘫倒在先生怀中说：

"老天啊，还有那么多东西他再也看不见了……"

作战攻略，教你如何遇上大难而不致大乱：

1. 打开笔记本，把病人说过的最棒的几句话，翻出来再念一次：

有个肚子痛的女士说：

"我吃洋葱煎蛋来减轻疼痛。"

有个爷爷肩膀脱臼，复位之前他说：

"我早就有预感了，昨天我看了一部电影，片中有个警察用电锯杀人！"

有个身体不舒服的女人说：

"我不希望吃完大餐以后变胖，我奶奶说：'你可以吃我的药'，她有糖尿病和胆固醇过高，'我的药可以降低脂肪和血糖'。所以我就吃了，可是我现在觉得不太舒服。"

没有担当的病人说：

"您一定不相信……我买完菜回家，洗了个澡，然后在厨房摔了一跤，刚好摔在那棵菜上面……"

您为什么要吃这么多药？"我不知道，医生开了我就吃。"有吃抗凝血剂吗？"完全不晓得！"那抗生素呢？"哈，你问我我问谁？"

有个九岁的小男孩：

"外面大厅有个老先生躺在床上，一动也不动，他是不是死了？"

有位女士要做卵巢切除，她先生说：

"你们要拿掉蓝的还是红的？生女的还是生男的？"

2. 达·芬奇噗噗密码：

若这些话还不够，就让我透露足以改变世界表象的秘密吧。产生安慰作用的噗噗秘诀。

把左手放在右边的胳肢窝，专心看着对方，挤出响亮的"噗噗"声。

此法一定成功：

经过一整天的人仰马翻，晚上大家在宿舍又看了很悲伤的电影，如果有人因为英雄搭救海豹宝宝而自我牺牲时掉了眼泪千万别迟疑，对着他噗下去。

医生资格考入场前，对着小表妹说："喂，快看，噗噗！"

女性友人因为失恋痛苦万分，趁她用哭花睫毛膏的眼睛看着你时，对她噗下去。

我姐两手捧着肚子痛苦地表示，让我左等右等的小外甥或外甥女就是不出来……对着她噗下去。虽然很难过但还是要噗，噗完以后再抱抱她。

阿梅莉哭小病人走得太早，哭得说不出话。对着她噗下去。她会说："你蠢货啊。"随她说，反正她开口了，疗伤的第一步。

这一着有它的极限。如果你对病人父母宣布了某个重病，那么它对无法安慰的父母，就一点用也没有（我劝你最好别试）。

不过对于短暂的悲伤就很有效。最起码，微笑是一定有的。有了微笑，就已经干完一半的活儿了。

3. 如果 1 和 2 都起不了作用，那就反复念诵令人难忘的《涂片急诊科纪事》，它的正式标题为：《涂片、宇宙、嚷嚷先生、爱因斯坦、伍迪·艾伦和爱》。

"只有两件事永无止境：宇宙，以及人的愚蠢。不过宇宙这部分，我还不是十分确定……"爱因斯坦说。

我想在老好人爱因斯坦的语录中，多加两项无止境：想象力（尤其是把各种不同的物品，塞进各种不同的开口这方面），以及答辩的机智（为了把某种物品塞进某个开口而作的辩解）。

如果以上三条都不起作用，那就穿起白袍上工去吧……

早上八点，楼下。

值班结束，我走在阴暗的走廊上，走廊长得没完没了，还有尸体搁浅在那儿。我要去六楼说完雅莉安女士的故事，在医院度过圣诞夜的那一位；说到做到。我决定改掉结尾，要让火鸟女士抱着希望……不论她的意识藏在什么地方，她一定能听见我说话。她会相信奇迹存在，并且奋斗到底。我会跟她说，雅莉安到院的第二天，我一进办公室就听说她的脑膜瘤全好了，检查不出任何肿瘤迹象。她能下床走路，看起来还年轻了二十岁。我会对火鸟女士说，雅莉安的家人来接她回家，还为他们缺乏爱与同情的行为向她道歉。

早上八点零七分，楼上。

站在七号病房的门口，我全身僵硬。法比安在我身后用手摸摸我的肩头：

"我很抱歉。她的状况突然就变糟了，可能是肺部重复感染。她之前就很衰弱了……"

"我知道。肿瘤科医生告诉我了，但知道和看到是两回事……你觉得，还有多久？"

"我没办法回答你。也许没多久了。很抱歉。"她说。

我是不是真的相信雅莉安会没事？相信她的家人会接她回去照顾她？真的吗？我想象自己把这个结局告诉火鸟女士，是我在那个时候、那个圣诞节，在家里大啖鹅肝酱与十三道甜点时，曾经期待过的结局。

我重新下楼去急诊科，大楼一层一层地崩塌在我身后，包括其中的几十张病床与病人。我一心想着要陪安娜贝儿走去开车。

地下室的门开了又关，我仍然站在大楼内，一动也不动，迷失在我的脑袋中。

我还记得那个圣诞节的第二天：雅莉安女士死了。我们处在真实的人生之中，不是在看电视，这里没有小天使停在积雪的屋顶上，奇迹也不存在。就算我多喜欢故事的第一个版本，我也从没见过奇迹。那一次问诊并没有滑稽的逆转，也没有戏剧性，只有即将死于脑膜瘤的女人，身旁站着偷看时间的狮子头蠢货，他不知为什么，在满是皱纹的老迈的额头上亲了一下。

那一年的圣诞节没有派上任何用场。

第七天

《男孩快跑》

Woodkid[*]

八点五十六分，急诊科前，安娜贝儿也在。

我总算从电梯里走了出来。我们现在在门外。小歇一下抽根烟。这烟的味道真好，尤其在经过了这样的一夜之后……

我同事筋疲力尽，注意到我往六楼投去的目光：

"你会上去看她吗？"

"我会待到最后的。"

"这是错误的决定，你在让自己痛苦……"

我把烟丢得远远的：

"不懂就别乱说……"

我们面面相觑了好一会儿。尴尬。她接着说：

"我值班时又干蠢事了！很好笑，有个爷爷，大家以

---

[*] Woodkid，法国导演和歌手。歌曲《男孩快跑》（"Run Boy Run"）收录在他 2013 年发行的专辑 *The Golden Age* 中。

为他睡着了，但是他……"

我打断她的话：

"我有听到你的声音。前天晚上在宿舍里，大前天也有。如果有需要的话，你可以找我，我都在。如果想聊一聊的话，我也在。如果你很生气，想甩某人巴掌，也可以找我。如果你想哭，哭吧，但别再跟自己的身体作对了。你是个漂亮女孩。你知道自己有多漂亮吗？不，什么都别说，注意听。你很漂亮，你的每个部分都很美。"

我没等她回答转身就走。安娜贝儿还站在那儿，面对围绕着医院的山丘，站得直直的。

八点五十七分，楼下，维京老大值完班。

消防队员把尼采先生抬进来。他很冷静，面带微笑，整个人缩在固定式的装备里，被保护得好好的。

他出车祸，撞倒了两个小女孩，她们死了。尼采先生一点擦伤也没有，表现得出奇平静。

"怎么会这样，"老大心想，"这家伙一点也不在乎。两个小女孩可是因为他才死的……应该是心理反应，某种防卫的机制……"

老大负责这个病人，给他拿来毯子，做了听诊，颈部触诊，检查他的眼珠，对上他的目光。

"我当时很累，"他说，"方向盘不听使唤……"

维京老大被这份安详搞得心烦意乱，在他脑袋里不停翻搅："为什么他什么反应也没有？！"

不久病人的朋友来到急诊科，在他耳边说了几句话。他这才哭了出来。

原来他不知道。

维京老大松了一口气。

他怕这个人知道真相却不哭。

早上八点五十九分，一楼。

我进到入口大厅。接待室后方的咖啡机正在运作，我听见汤匙敲打杯子的声音，装着小面包的塑料袋折得像朵揉碎的花。可颂的味道唤醒了我的胃。总机话务员打开报纸，纸张簌簌作响。油墨还很新，拿食指擦一擦头条新闻，指尖会染黑。

天气的那一版上写着美好的一天。

天气再好，还是有人死了。

我按了好几次六楼，想让电梯加快速度。今天早上，我没时间等待。

医院里的电梯绝对不会同时故障。无论发生什么事，总有一部正常的电梯，因为要把病床升上去，降下来。一旦涉及生死，所有动作禁止中断。

二楼，门诊部，可靠完美的阿梅莉。

　　阿梅莉请安德森小姐进去。她一见这位美女竟一时忘了呼吸：二十七岁，灰金色头发，又黑又长的睫毛围着绿色的虹膜，琥珀色的皮肤，运动员的身材，一笑倾城。好个美人鱼。

　　安德森小姐是律师，喜欢好书、好酒、好画、帅哥、长长的散步。安德森小姐人很美，喜欢美好的事物，美好的事物也喜欢她，过着"美好的生活"。

　　"老天爷真是待你不薄……"阿梅莉的内心话。

　　她继续努力问诊，面对如此的艺术巨作，任谁都会心神不宁。

　　正当实习医生提起避孕这件事时，病人立刻打断她的话：

　　"您没有看过我的病历吗？"

　　"没有，怎么了？"

　　安德森小姐用绿宝石眼睛注视阿梅莉，俯下希腊雕像的胸部，倾城的笑容蒙上哀伤的面纱：

　　"先天子宫发育异常。我生下来就没有子宫。"

是的，老天爷还是遗忘了什么……

绝对不要相信外表。

就算是大白天。就算她们明亮动人。

电梯里。

大铁盒停在二楼，进来了一位女士。我缩进电梯角落，不想引人注意。

我的狮子头胀满了回忆，它们在鬃毛下滚动个不停。

一年前我最后一次看到我母亲时，她把双手对着窗户张开，窗外是阳光。她的手是老人的手，事实上她在几天之内就变老了。我靠着她的背，扶起她的手臂。

"还要再高？像这样？"

她说是的。

"你还记得吗？你小时候我对你说过的话？"

我把它说了出来：

"生命是礼物：有没有感觉到额头上热热的？感觉到光线流过你的手指？你能感觉到，就表示你还活着。"

她转身紧紧抱着崩溃的我：

"来，别难过了。进到这房间的人，也许可以从我这个病人，和你这个守着病人的年轻人之间，看出许多不同。但如果他拉高自己的角度，如果他的位置超过所有的平原与丘陵，他就无法看出谁躺着，谁站着。他也许只能看见一个白点消失在一大片白色中。一切都互有关联……记不记得，你六岁时躺在床上，我跟你说埃阿斯[*]的血变成了风信子。大家以为他死了，其实他变成了花。万物一体。拿起一粒麦子种在土里，看样子好像会发霉。等到夏天再来看，你就有了一片麦田。曾经存在过的不会消失。我不会死，有你延续我。"

三楼，小鸡。

独角兽小姐，十九岁，两星期前接受器官移植。她的新肾脏功能正常，但她一直做噩梦：

"同一个梦，动了手术以后每天晚上都会做。"

医生要她放心：

"止痛药有时候会引起睡眠问题。"

她不听：

"我在商场里面，有辆火车向我冲过来！"

小鸡看着外科医生，医生看着独角兽小姐，她看着她爸爸，他看着护士小姐，护士则看着小鸡。

没有人掏枪，完完全全的墨西哥式火拼。结果，医生

---

[*] Ajax，希腊神话特洛伊战争中希腊联军的英雄。

使了一招妙计：

"我们会降低吗啡的剂量。"

真够了！他们离开病房。纯真男孩小鸡相信魔法：

"真的好奇怪，有那么多梦可以做，偏偏做这一个！捐赠是匿名的，除了医生和我们，没有人知道关于捐赠者的任何事。"

医生又耍了招障眼法：

"我不是统计学家，也不是数学家。"

更不是魔术师。

独角兽小姐的新肾脏来自卧轨自杀的二十八岁男子。

女孩躺在床上看着窗外，有了这个新肾，她从此不必再每星期三次、每次四小时地洗肾了。

电梯里。

那位女士出去，换了个年轻人进来。他很专心在玩手机上的游戏。很好，我继续在角落梳理回忆。

一年前，在某个如同七号病房的房间内，我妈把手伸向抽屉，我起身拉开手把，拿出里面的书。低头一看，是我们的书。《万物合一》。

现在我弄丢了这本书，不知道它被放在哪儿。不过没关系，因为这本书印在每一页上，化在每一滴墨水中，让每个人传诵。所有的书叙述的永远是相同的故事。

我俯身对她说：

"你不会死，有我延续你。"

我获得启示。她也一样。

次日是她走的那一天，下午的大风雪把我们一家挡在路上。医院就在前方，几十公里之外，但我们却动弹不得，隧道封闭，山路也无法通行。大地理应干爽，天空不该出现寒冷的棉絮，我们本来要待在她身边的。那最终的一刻。

我还记得有块告示牌写着猩红色的大字：

"大雪塌方，道路不通。"

我恨透了下雪。

不是飞机撞大楼，而是下雪。不过，不管哪一种，天空都有罪。

四楼，平凡的医疗队：医生、护士、助理护士各一名。

十二号病房：斯蒂维太太，四十八岁，住院的原因是异物误入呼吸道引起吸入性肺炎。她只要一吃东西，食物就会走错路。十年前，她罹患斯坦纳特病，这是个退行性的坏家伙，能够把肌肉变成汤汁，把人变成破布娃娃。

斯坦纳特太太坐完便椅需要助理护士、护士和医生三人把她扶起来。

人体有 70% 是水。至于斯坦纳特的身体，上帝还多加了铅。

铅，以及不少霉运。

这个星期，医生就斯坦纳特太太的状况问了神经科同事，同事给了自己的看法。

他去了呼吸科，为斯坦纳特的 X 光片寻求专家的意见，意见也有了。

他和营养师讨论斯坦纳特的病例，以便获得建议，营养师也给了建议。

今天早上，九点十三分，助理护士问医生："你为什么叫她斯坦纳特？她的名字是斯蒂维！"

一个星期以来，他一直用她的病名称呼她，两者都有日耳曼语的发音风格。

一个星期以来，不同的专家贡献了各自的时间与知识。

医院里，有付出的人，也有偷东西的家伙。

护士、助理护士和医生付出。

疾病则是小偷。

十年来，斯坦纳特病偷走了斯蒂维的一切：她身为女人、情人以及她的社交生活，她的尊严，还偷了她自己擦屁股、吃饭不窒息的权利。

今天早上，她的病还偷了她的名字，她叫斯蒂维。

电梯里。

我有个很蠢的念头！几天后会有新的病人住进七号病房，躺在被子里。某个新人带着他自己的故事。

我们全都注定要在某张床上完成自己的生命。

世界上的每个房间都是七号病房。

四楼，涂片。

老太太雷吉娜·桤木，九十六岁；我同事陪她换到新的病房，她才刚在急诊科收下雷吉娜。今天早上像噩梦一场，大厅满到爆，担架床排起一列纵队，各个年龄都有，众病人的问题大致上还算严重，也算得上急迫……

没人注意到人群中躺着一位"女士"。涂片决定指认她为太后，事实上这是位痴呆的老妇人，全身上下只穿着医院的白长袍。

雷吉娜·桤木……用指尖画画的女士，把奇怪的曲线画在空中。她的右手忽前忽后地抓住一些涂片看不见的东西，像是在为"虚空"梳妆打扮。没错，虚空就是凡人共有的头发，发量庞大却没人看得见，由雷吉娜负责整理每一绺头发。

一个突如其来的手势，长袍滑了下去，露出了她的胸部。

涂片，怕自己还没活够就老了的实习医生，走过去为雷吉娜盖上长袍，同时探索她的目光，想要找出答案。

什么也没找到。不过她的脸……她的皱纹……涂片一靠近她，就知道自己的想法绝非虚幻，病人绝不只是医院病床上的痴呆老人。

大家都错了，阿尔茨海默病并不存在。哪有这么可怕的病。

雷吉娜·桤木庄严地躺在床上，混在急诊科的众人之间，她不是在梳理虚空的头发，她在统领寂静的大军，她是千军万马的皇后。

九点，六楼。

铁盒的门打开了。我们来到这场文字马拉松的第七天，我要穿过长廊去到七号病房，在病人的身旁坐下休息。说了七天的活人与死人，病人与照顾病人的人……很累人……

法比安拦住我：

"需要你帮个忙，一分钟。因为儿科全满，所以我们收了一个小女孩。护士忙疯了，没时间替她做气体分析……"

她指了指一扇金色的门：

"你可以先做个穿刺吗？"

我点点头。怎么可以拒绝？这是我的工作。

金小姐，十四岁，患有肌肉病变，在她金发天使的脸孔下，长着一副新生儿的躯体。她的妈妈，金太太，坐在旁边。为了抽血时能够轻松一点，我请她把位子让给我。

"我很乐意，只不过，我也生病了。"

哎呀，我这笨蛋！折起来放在角落的轮椅是母亲的，不是女儿的。我很有礼貌地道了歉，请她别动，我会去别的房间拿把椅子过来。金太太立刻表示：

"不用，您插针的时候我站着。"

她很困难地用双臂把自己撑起来，扶着女儿的床边站着，全身抖个不停。我以无比谨慎的态度开始进行气体分析：拿起来的不是生病少女的手，而是纯金。今天早上，这孩子成了我指间流动的贵金属。

做母亲的对着孩子微笑。

一个腿痛，一个手腕痛。

某种默契正在滋生，而我是其中的异物。女人和女儿都在受苦，有那么一瞬间，接受穿刺的似乎是母亲而不是孩子。我拔出针头，让出椅子，女儿放松了，母亲重新坐下，也呼出了好大一口气。我不知道自己参与了何种情景，但它非常奇特。

而且很美。

九点十三分，楼上，七号病房。

握住门把的时候，数字"7"上面的那一横掉到地上，七号病房变成了一号病房，歪斜的"*1*"。

我走进房间，努力不被仪器缓慢的警示声影响到，开口就说：

"白雪昨天跟我说，'旁边的病房有个很美的故事，发生在那个男的和那个女的之间'。"

男人叫盖布。

他的太太叫努特 *。

盖布先生生病了，格拉斯哥昏迷指数 6（编按：该指数以运动、睁眼和语言反应评估意识障碍程度，最高分 15，最低分 3，3~6 分患者预后差）：他的意识去了很远的地方，在一条荒凉的路上，没有人能找到他。医疗队和他太太照顾他像照顾睡着的小婴儿，为他洗澡，为他按摩，替他换尿布，跟他说话，讲故事给他听。

他什么反应都没有。

他是做着梦的海星，插上了复杂的管子。他的血压、脉搏、呼吸频率，全都很稳定，全都交给机器控制。他对世界再没有任何影响力，随波逐流。

———————

* 　盖布与努特分别为埃及神话中的地神与天神。

努特在他身旁。她为病房添加了色彩，把爱挂在冷漠的米色墙上。儿时的回忆、照片、花，还有很多音乐。

全是他喜爱的歌。只要能抵抗时间的流逝，把这个男人留在身边，做什么都好。这个故事没有青蛙王子，也没有魔法，只有这个女人爱上了变成海星的男人。

白雪说了一件令她惊讶的事：

"努特起身准备离开的时候，我正在调整针筒推杆。她靠在他身上，亲了他的额头。盖布先生的心跳数字一下子多了四十！不过几秒钟的时间，就从六十增加到一百。她走了以后，又降到六十。这要怎么解释？太不可思议了……"

我转身朝向火鸟女士，正犹豫要说"你"还是"您"，结果我说：

"您应该要知道发生在那个病房的事，盖布与他太太努特伟大的故事。全世界都该知道当她低下身亲他时发生了什么……"

我把手轻轻放在她的胸骨上。她的胸部升起，落下。让我联想到壁炉的炉膛里，有些颜色发白的余烬，也有些燃着的炭火，但慢慢冷下去了。我的故事是锻铁炉的风箱，我用每个故事，为她的肺部充气。

九点二十四分，楼上。

火鸟女士还在呼吸。

我把笔记本摊在膝盖上，最后一次为她描绘这家医院。走廊上有白袍飞舞，我替它们的动作画上黄色。白袍向前跑，发出窸窸窣窣的声音，白大褂是造风的机器。我把宝嘉康蒂酋长的故事说给她听，酋长称它为"理所当然"的故事……

二十三年前，我这位万无一失的酋长有个病人是自闭症儿童。病人身体衰弱，加上一连串无法预料的小错，小病人死了。

酋长从来没有忘记这件事。她救过许多生命，但对于这个孩子，她有很长一段时间不停对自己说："如果当初我做了这个……做了那个……"

如果……

四年前，她的罪恶感突然消失了。因为她的女儿出生了。

她真是"太奇妙了"，她这么说，"虽然她生病了，但她很会为别人着想，总是要照顾别人，就算别人排斥她的不同"。

她的不同……就是自闭症。

宝嘉康蒂并不认为这是神的惩罚，也不认为是赎罪，只觉得这是人类自远古以来就熟知的和解，并称它为"理所当然"。

她偶尔会想起那个四岁的小男孩，但心情平静，毫无怨怼。

她有了女儿，她的理所当然。

一切的根本。

联系母亲与孩子的根基。

我重念自己的笔记，从一个故事跳到另一个故事。念头转得太快，我应该放慢速度，但是一慢下来，就会看到四周的景象，而我的身旁又躺着即将死亡的病人。最好还是别停。于是我把什么都告诉她，连白雪的秘密也说了：

"四年前，我还在见习。有一天要和某个从没见过的医学生一起在战场值夜班。我观察了她整整十二小时，对她的温柔与技术佩服得不得了。"

她仔细地检查病人，双手十分灵巧，知道怎么去看，该找什么地方，全都非常谨慎。

她对待病人的态度，就像收藏家面对自己的瓷器。

我们只交谈了几句话。

我问她的名字：

"我叫白雪。"她答。

她带着一丝迷人的口音……我心想："意大利？罗马尼亚？西班牙？"

国际交换见习医生是件好事，多亏他们，几千个宝宝得以出生。虽然我还没有想要小孩，但我会毫不犹豫地和她试个两三次。

到了快天亮时，白雪说：

"很高兴和你一起工作，但你讲话的速度太快，我有点听不太懂。"

"你是从哪儿来的？"

"我是法国人。"

我觉得自己很蠢：

"可是你有一点口音……"

她微微一笑（嘲讽？还是目空一切？），然后送给我四个字：

"我是听障。"

她挽起一头黑发，给我看她的助听器，接着说：

"你讲话太快，我都没办法好好读唇语。"

有了语言，什么都可以抹去。六天前，我在爬上医院斜坡时，安娜贝儿跟我说了她在路上遇到搭便车的疯子。我写下："安娜贝儿很开心。"然后她就变得很开心。语言可以摧毁一切，重新来过。我们可以省下不少时间。我们可以让时间停止。我可以永不倦怠地爬在坡上，而安娜贝儿一再叙述同样的故事。在高高的六楼上，病人持续鼓起她的双肺。它们也许会变成管乐器，永远唱着单一辽阔的起始音。

九点三十二分，楼上。

死神四处回旋。飞呀飞的，而我无法回击……

我把火鸟女士枕着的垫子重新放好，把她儿子的照片放在她的胸口，再把她冰冷的手放上去。

为了能更加贴近那正在消失的火花，我心力交瘁。我对她说了自己的疑虑和反抗。

法比安的头在门边闪了一下又消失了。七天前，这位助理护士告诉我她认出了七号病房的病人灰暗的脸色。

九点三十七分。

我听见走廊上有人在笑。他们怎么笑得出来？窗帘的后面，云层正在散去。

我把目光从窗口转回来，看了一眼发出声响的仪器，再看向火鸟女士。我抚摸她的脸颊，抓起她的手，一口气大声并肯定地说：

"一切都不会有问题。我们一定办得到，别害怕。"

我完全不去理会监视仪的报警蜂鸣声。她的血压已低得很危险了。

"你知道法比安在血液科看到什么吗？那儿住了个军

人，是个中尉，名叫大卫，他得了白血病，只有四十五岁。"

他的同伴全是军人，每星期来看他一次。

乔纳森中尉则是每天都来。

乔纳森和大卫曾经在异国作战。法比安记不得是哪个国家。不重要，反正是个遥远炎热的国家，那里爆发了战争。二十五年前，他们在那儿相识，投入军旅。大卫中尉曾经救过乔纳森中尉的命，但细节法比安也记不清了，战乱中有千百种救命的方式。

因此，乔纳森才会每天都来，问道："你们认为机会大不大？"

或是："有没有什么实验性的疗法可以试试？"

乔纳森中尉来站岗，守在那里。

站岗。守着。

有一天法比安犯了没有敲门的错，看见大卫与乔纳森手牵着手，十指交扣，旋即松开。交扣。松开。站岗。守着。爱。法比安又出去了。战争发生了就有人去作战。然后爱情发生了。有时会出人意料。有时会遭到禁止。不过到处都有爱。

只有她的状况不变，我可以永远重复地说下去。现在还早，可是太阳已十分耀眼。她铅灰的皮肤染上了细微的金色。我的眼前闪现一幕船头的画面。

她正在离开。双手苍白，血色很红，几近紫色。

人就是这样死去的吗？四肢变冷，忘了呼吸？

吸气！她呼吸了！又吸了一次，她还在，因为她呼吸
了！

九点四十二分零七秒。

我不放弃，继续歌颂下去。

医院的地下室：

艾波蒂雅太太坐在太平间的外面等它开门。她儿子想
要一辆摩托车当作十六岁的礼物。她答应了。

一楼：

维京老大正要回家，但突然一股冲动使他躲进了工具
室，把自己藏在扫把与抹布之间。他，十六岁的时候，希
望成为兽医，住在黄色的旅行篷车里，自制绿色的回力镖。

二楼：

鹿先生，六个月前发生车祸。他被狠狠地抛了出去，
抛得很远……外科医生说他再也无法走路。今天，他成功
地跨出了第一步。

三楼：

银河王拒绝站起来，拒绝走路。她的心脏变得十分肥大。他们告诉她要如何调整自己的饮食习惯，但她不懂——不会胖的食物吃了有什么用。

四楼：

年轻的埃达美宏，三年来睡觉时都开着呼叫器。他的心脏过小，一直在等器官捐赠者。昨晚呼叫器响了，清晰响亮。他十三岁，等着展开他的人生。

五楼：

爱马仕太太很老了，生活中已没有什么活动。她每天洗脸，早上三次，中午三次，晚上三次，她要洗掉脸上的皱纹。深信皱纹的下面是黄金。

六楼：

"等一下！我还有一个故事要告诉你！"

她听得见我的声音。紧急中，我把所有掠过脑袋的字都搜了出来，不管什么都说了：

"你听过最后这个故事吗？这个最棒！它告诉我们每个人都是相连的，而且没有什么会彻底消失，所以你千万不要害怕。我很快就说完，没听到结尾你别走啊！"

我一页翻过一页，每个故事都说过了。我把笔记本当成橙子又摇又挤，只想找出点什么来，就算是儿童寓言也好。找啊找，没有故事了。我把手放在她的额头上，低声对她撒谎：

"我还有很多可说！"

我拿出手机，按下按键：

"你听到没？是你的歌，你和托马去度假路上听的歌。"

《因为我爱你》在病房中唱了起来。

"有天早上，我问你，你对幸福的定义是什么。你说：'我只需要一辆绿色的露营车，夏天时待在窗边，身旁是我的小男孩。他想知道是不是很快就能看到大海。你可以再加上一首意大利歌。对我来说这就是幸福，就像潮湿沙子的气息。'现在我跟你说这很棒，因为你的故事接下去就是这样发展，你儿子和你在一起，你们走在沙滩上。天上有云，但风很快吹散它们。从以前到现在，雪花必融，火山必静，道路必空。分离的家人会重逢。他们一路沿着沙滩走，海浪轻拂他们的脚。"

冬天与火山就像从来没有存在过。

九点四十五分零七秒。

楼上：

有家医院……

吸气。

有风……

呼气。

有我……

吸气。

躺着的女人露出微笑。最后一口金色气息。

深深地呼气。

有死。

躺在那儿的母亲合上眼，站在这儿的我取下铅面具，跟之前所有人的儿子一样，把她抱在怀中。我把照护的含义跟她说了又说，为了永远也不终止岁月之歌。

站着的孩子总会重新唱出他们的歌，照护他们的兄弟，让他们再度起身，把他们留在人间。

九点四十五分零七秒。

楼下：

有白雪，没有什么事发生的实习医生。

有铁凤太太，二十七岁，来自远方，怀着她的第三个孩子。

妇产科很小，病房全满，产妇的阵痛才刚开始，所以她在急诊科等房间空出来。

白雪提醒她：

"您目前还不会生，但如果有什么问题一定要按铃。"

"当然。"

一小时过后，她从半开的门向外面的白雪招手：

"请您给我一把剪刀，好吗？"

她手里抱着孩子，平静得很，让人以为宝宝是在妈妈睡着的时候出生的。

"剪脐带用的。"铢凤太太说。

"您怎么不叫人过来？"白雪慌了手脚。

"您刚才说如果有问题就要讲。可是没有问题啊。"

也许铢凤太太说得对：生命哪有什么问题。

不就是向前走。

只为了做出许多奇迹。

一直向前走。

致谢

我把这本书献给实习同伴阿梅莉，温柔又不出错的阿梅莉。一月的某个夜晚，猝死把她从床上夺走了。那天晚上大家都在实习宿舍。我们等了你一整夜。我们人生中最长的一夜。

她曾经那么"黑白分明"。

你没死，实习伙伴们会将你延续下去。

真的。

献给我母亲，她活得很好，是她教给我爱的意义。

献给我父亲，他让我知道梦想是走向幸福的第一步。

在那个可怕的冬季，当我的身体背叛了我，一切笼罩在愁云惨雾中时，幸好有你们在我身旁，尽管大雪纷飞……

"谁会相信，是吧，我所有的爱，谁会相信呢？"

如果没有他们，没有他们无条件的爱……是他们督促我把二十八年前开启的那一点持续下去……

现在我只想对他们说：谢谢。

献给我的姐妹：白巧克力和黑巧克力。前者教我骑自行车，后者教我不要在乎别人的眼光。

这两件事我都做得很好，好得令人赞赏。

献给 Nico、Alexis 和 China：平凡的老哥，可爱的侄子和侄女。如果还有新的成员，欢迎……

我会告诉你们关于 Emilie 和 Claudie 的事，关于她们如何用清晰的眼光看待生命与书籍。

当然，还有 Véronique 和 Aline，我在法国国家图书馆的伙伴。

献给我的爷爷与外公，我和他们相处的时间不多，但我知道他们的人生伤得不轻。他们在战争中学会阅读……

献给我的奶奶与外婆……伟大的女性、崇高的心灵，做出许多重要的建议！"来杯甜酒，一觉到天明！"

给我所有的家人。远在康涅狄格州的 Draper-Townsend 一家：想念你们，明年开普梅再见！也献给所有"9·11"的灵魂。

我的死党：Marine（失败三次，总能卷土重来）、Solveig（等着瞧，我们会成功的），还有 Sébastien（美食、香烟、电影、烂片，不然会很无聊）。你们是我的秘密花园。我爱你们永无止境。你们清楚为什么……

五人团：Olivier，外号"美女"，Nicolas，外号 Dédé，大学时的板凳友。Will 和 Mathias，我把睡在抽屉里的手稿念给你们听，结果你们很喜欢，真是一点也不客观。

我们就像五根手指，长在卷香烟的手上，站在阳台天南地北地聊……那是我人生最幸福的时刻之一。

献给欧什市医疗中心的所有人员，写这本书是为了向你们致敬，助理护士、医生、担架员、护士、救护车司机：Laurent、Isabelle、Fabrice、Sébastien 和 Sébastien、Jean-Maurice、Gigi、Renaud、Corinne、Monique、Marielle、Mélanie、Pierre、Suzanne、Guihem、Naïs、Brigitte、Sylvie、Jocelyne、Josiane、Fabienne 等。我想不论我到什么地方，面对什么病人，都会想到你们。你们与我同在。请各位继续守护这个世界："把工作做好，活得开心"，Baruch 大概会这么说。

献给所有说故事给我听的实习医生、病人、护士、医生、助理护士，尤其是：Léa、Isabeau、Laurence、Jonhatan、Marie、Lydia、Marion、Arnaud、Stéphanie、Tristan、Benjamin 等。

献给我在 Rangueil 校区的实习同伴：Yooye（你知道原因）、Flore、Yasmine、Djaoud、Léonard、Amélie、Claire、Elsa、Marion P.、Sonia、Geneviève、Pauline、Aïda、Lucie、François、Antoine、Mathieu、Aurélie、Bastien……能与各位共处这几年，我感到很幸福。

献给图卢兹大学医学院以及 Oustric 教授，感谢他的指导。

献给出色的记者 Sandrine Blanchard 女士，任职《世界报》的她，让我看到生命中永远会有充满光亮与热力的转机。

我由衷感谢您。

献给 Alexandrine Duhin，Fayard 出版社的编辑。感谢你对我的信心，以及你对工作付出的热情。感谢你的陪伴！

献给大老板 Sophiede Closets（还有她的小宝宝，生日和我同一天！），感谢她对 Alexandrine 的信任。也献给大大大老板 Olivier Nora，感谢她能相信"对 Alexandrine 有信心"的 Sophie。

献给《西南报》的记者 Blandine Philippon，她比所有人都更早预言了我的未来。

献给单数日的伟大舞者 O.，罗马歌剧院等的就是你了。我还会再去罗马斗兽场跳舞的。

献给双数日的叛乱分子 C.，她是最具有巴勒斯坦精神的以色列人，致力于艰难无比的和解工作；比我的这个还难。

我想对所有等待我的双数日与单数日说：我来了。

献给 Marie-Claude，在实习宿舍担任母亲的角色，清理我们犯下的蠢事；给绿眼珠的 Claire Dechy，蓝仙女主管，感谢她站在医疗的角度以极其主观的眼光为我审稿。只有她会对涂片说出这句话："你看起来很开心，让我也觉得很开心。"

献给我博客的读者（（（（（括号中的括号：我希望

这本书完成了计划内的工作。你们让我重新站了起来。绝不夸张……）））））。

www.alorsvoila.com

特别亲亲 Sarah，心灵粉红豹，阻止我写下过多的错字。

献给 Kryzeb、Hervé、Cilou、Cmoi、Grand33。第一批和我成为朋友的人。吸引猎物上门就靠各位了！

献给 Benjamin Isidore Juveneton，因为在他变成大明星之前，我想先让他出现在我的书里。快去上他的网站，他是有天分的艺术家！

http://adieu-et-a-demain.fr/

献给 Dominique S.，以毫不妥协的态度为我审稿。谢谢，Domi！

献给倒下去的人，以及把他们扶起来的人。

献给诗、风与石，还有平静的绿池塘：

"凡是珍贵的，永远无法触摸，永远无法感觉，也无法品尝。

凡是珍贵的，与惊愕擦身而过，但绝不保留。

凡是珍贵的都很脆弱，有如光里的灰尘，吹一口气，尽皆崩塌。

凡是珍贵的诞生，成长，流逝，枯萎，像具皮囊……"

B.Scott《机械花园》

http://lesjardinsmecaniques.wordpress.com/